Prof. Dr. Peter Rohdewald und Richard A. Passwater, Ph.D.

Das Phänomen Pycnogenol®
Ein vielseitiges pflanzliches Nahrungsergänzungsmittel

Die Bedeutung von Pycnogenol® für die Gesundheit

ISBN-13: 978-3-920328-78-2

CIP-Titelaufnahme der Deutschen Bibliothek:

Prof. Dr. Peter Rohdewald und Richard A. Passwater, Ph.D.

Das Phänomen Pycnogenol®– Ein vielseitiges pflanzliches Nahrungsergänzungsmittel

Die Bedeutung von Pycnogenol® für die Gesundheit

Herausgeber: Dr. Stefan Siebrecht Health & Nutrition Books II

Gustavstraße 36

D-58332 Schwelm

Deutschland

Bisher bei Ponte Press erschienen:

Englische Ausgabe: The Pycnogenol Phenomenon, Bochum 2015; ISBN13: 378-3-920328-73-7

Schwedische Ausgabe: Ilmiömäinen Pycnogenol®, Bochum 2016; ISBN-13: 378-3-920328-75-1

Finnische Ausgabe: Pycnogenol®-ilmiö – Ainutlaatuinen ja monipuolinen ravintolisä, Bochum 2016; ISBN-13 378-3-920328-76-8

Ponte Press Verlags-GmbH, 2017

Stockumer Straße 148

44892 Bochum

Deutschland

Inhalt

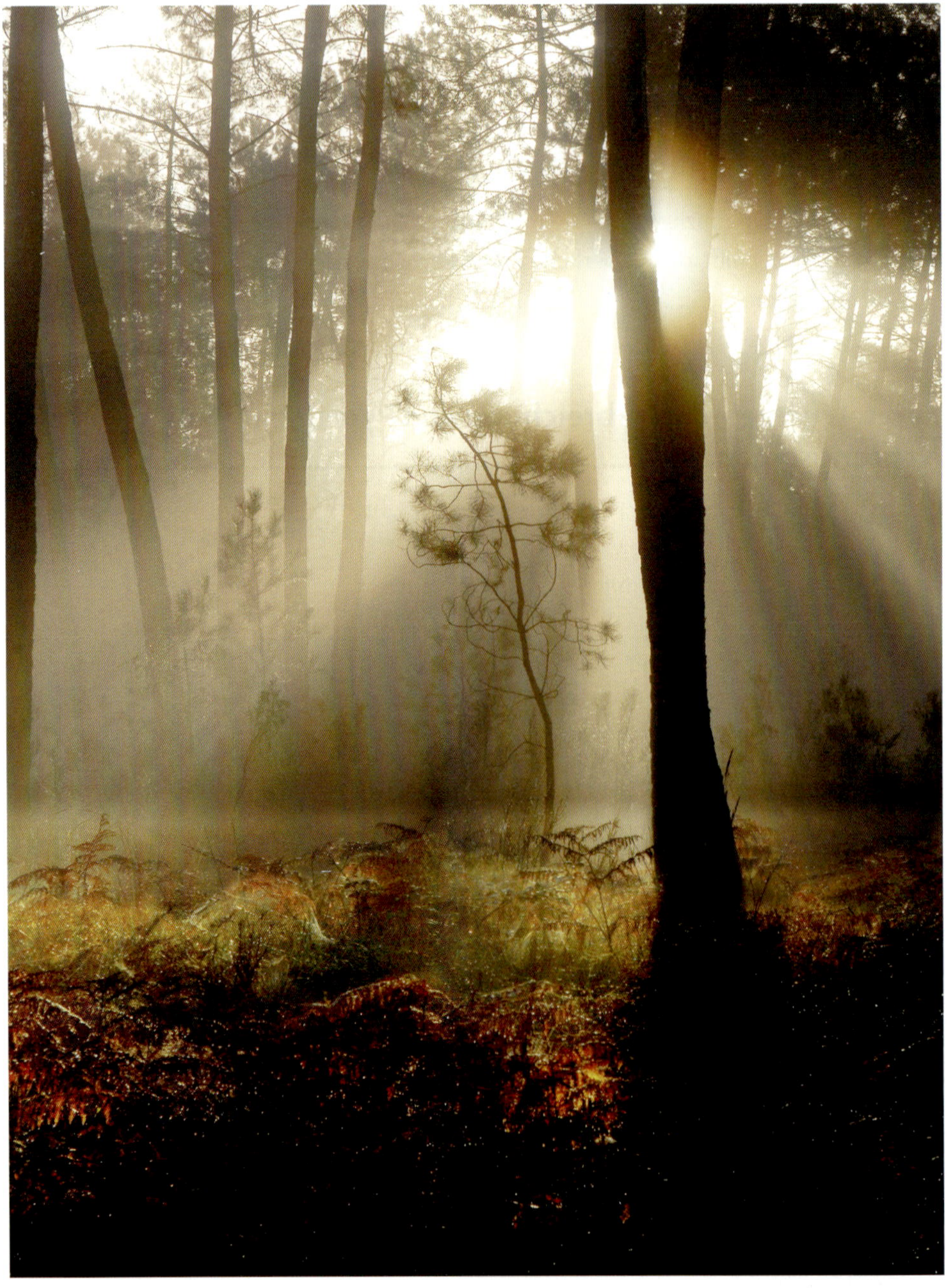

Einleitung
Dr. Richard Passwater

Als Wissenschaftler verfolgen wir das Ziel, mit Hilfe eines Pflanzenextraktes den Menschen zu helfen, länger gesund zu bleiben. Doch die Erarbeitung neuer Erkenntnisse ist nur ein Teil unserer Mission. Unsere Aufgabe ist erst erfüllt, wenn wir sichergestellt haben, dass unsere Forschungsergebnisse auch außerhalb von klinischen Studien zum Nutzen der Menschen auch auf breiter Basis angewendet werden. Mit diesem Buch möchten wir die Akzeptanz für diesen Pflanzenextrakt fördern.

Wir werden die vielen verschiedenen gesundheitlichen Vorteile darlegen, die der Extrakt aus der Rinde der französischen Meereskiefer, das Nahrungsergänzungsmittel Pycnogenol® (pük-no-gen-ol), bietet. Einige der wertvollsten positiven Effekte, wie zum Beispiel der Schutz von Herz und Arterien, helfen unser Leben und Wohlbefinden zu schützen und zu steigern. Pycnogenol® stärkt das Immunsystem und hilft die Blut- und Kapillargefäße kräftig, flexibel und offen zu halten. Andere nützliche Eigenschaften von Pycnogenol® unterstützen ein Leben voller Energie und Freude und erhöhen die Lebensqualität durch gesunde, jünger wirkende Haut, ein gesundes Sexualleben oder durch normale, schmerzfreie Mobilität.

Wir wollen den gesundheitlichen Nutzen von Pycnogenol® darlegen, der zu großen Teilen unter Professor Rohdewalds Leitung aufgeklärt werden konnte. Professor Rohdewald hat in seinem eigenen Labor viel zur Erforschung von Pycnogenol® beigetragen und beeinflusst bis heute die weltweite Erforschung der mannigfachen Eigenschaften von Pycnogenol®.

Die Geschichte von Pycnogenol® beginnt mit der Erkenntnis, dass die Ureinwohner Nordamerikas mindestens seit 1500 einen Extrakt aus Kiefernrinde gegen Skorbut verwendeten. Ein kommerzieller Extrakt aus der Rinde der französischen Seekiefer wurde 1953 in Frankreich unter dem Namen Pycnogenol® entwickelt. Der Name „Pycnogenol®" leitet sich aus der griechischen Umschreibung dafür ab, dass die großen Bioflavonoid-Nährstoffe durch die Verbindung kleinerer Bioflavonoid-Moleküle in der Rinde gebildet werden. In den 1970er-Jahren war Pycnogenol® schon für seine entzündungshemmende Wirkung und die Verbesserung der Gesundheit von Kapillargefäßen und Haut bekannt. Ein befreundeter Arzt bat den Arzneimittelforscher Professor Rohdewald, diesen patentierten Extrakt zu untersuchen.

Professor Rohdewald erinnert sich noch heute daran: „Mein Interesse an Pycnogenol® wurde 1982 geweckt, als ein befreundeter Arzt in mein Büro an der Universität kam und mich fragte, ob ich Französisch spräche. Ich sagte: Ja, ein bisschen, warum fragst du? Er erklärte mir, dass er an einem Nahrungsergänzungsmittel aus Frankreich interessiert sei, das die Beschwerden bei saisonalen Allergien mildere. Mein Freund bat den Hersteller um klinische Studien und stellte fest, dass diese vollständig auf Französisch verfasst waren. Er bat mich um eine deutsche Zusammenfassung der französischen Studien. Ich erklärte mich dazu bereit und er gab mir einen Stapel Dokumente. Nach einer schnellen Durchsicht der Studien dachte ich, dass es eine gute Idee sei, mit diesen französischen Fachzeitschriften nach Frankreich zu reisen und meine Ferien dort zu verbringen, während ich gleichzeitig mehr über dieses Nahrungsergänzungsmittel aus Frankreich lernen würde.“

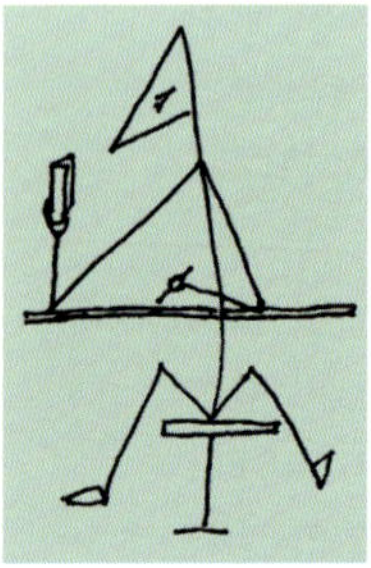

„Ich reiste mit meiner Familie nach Frankreich in den Wald der Landes de Gascogne nahe der Biskaya am Atlantik. Der Wald besteht kilometerweit aus Kiefern. Ich saß ungefähr zwei Wochen lang im Schatten der Kiefern und übersetzte die französischen Dokumente. Beim Übersetzen fiel mir auf, dass die dicke, braune Rinde der Kiefern um uns herum, genauer gesagt, der französischen Seekiefern (Pinus pinaster maritima), den Rohstoff für Pycnogenol® lieferte, um den es in all diesen Artikeln ging. Die aus der Rinde extrahierten Stoffe sind eine spezielle Kombination aus aktiven Bioflavonoiden, die auch im Fruchtfleisch von Obst und Gemüse vorkommen.“

„Der Wald war von Napoleon III in Auftrag gegeben worden, um die Erosion der sandigen Heidelandschaft durch die starken Atlantikwinde aufzuhalten, den Boden zu festigen und eine Holzwirtschaft zu etablieren. Die Kiefern bedecken nun eine Fläche von circa 10.100 Quadratkilometern. Sie flankieren den wunderschönen

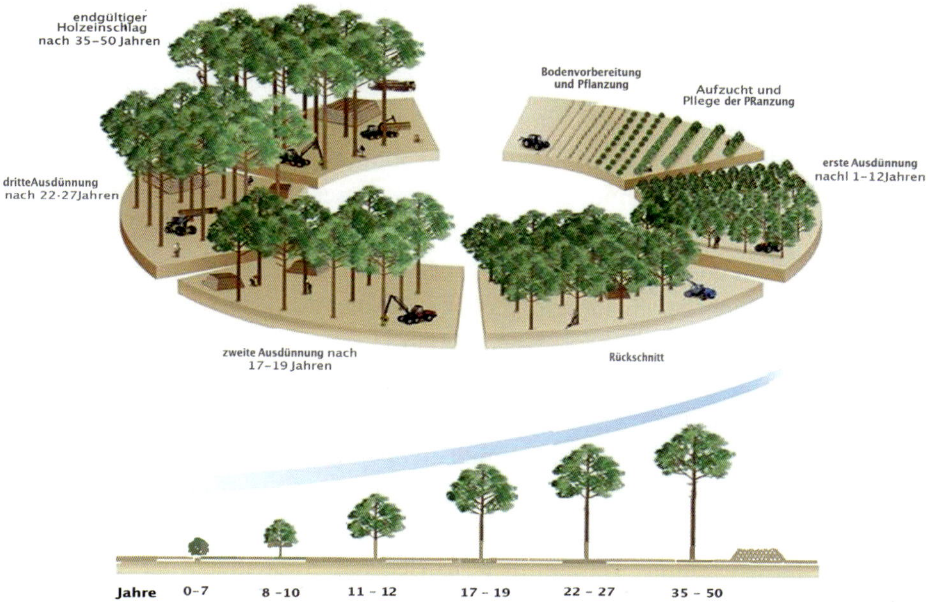

Waldkreislauf

Sandstrand von den Weinbergen von Bordeaux im Norden bis zu den Pyrenäen im Süden von Biarritz, die sogenannte Silberküste. Dieser Wald ist der größte Westeuropas und stellt reichlich Rinde zur Verfügung, die als Rohmaterial zur Produktion von Pycnogenol® genutzt wird. Außer im Hochsommer, wenn Touristen die Strände füllen, ist die Bevölkerungsdichte niedrig, und darum hat sich hier ein Stück unkontaminierte Natur erhalten."

„Die Rinde wird nicht von lebenden Bäumen geerntet, sondern von frisch gefällten Bäumen, die als Nutzholz verwendet werden. Der Wald wird nach den Regeln der „Guten Landwirtschaftlichen Praxis" verwaltet. Nach dem Fällen großer Kiefern, die intensiv genutzt werden, müssen neue Bäume angepflanzt werden. Das Holz wird hauptsächlich zur Produktion von Möbeln und Baumaterial verwendet. Aus der Kiefernrinde wird Pycnogenol® extrahiert. Die Extraktionsanlage für die Rinde befindet sich mitten im unberührten französischen Wald."

„Am Ende unseres Urlaubs hatte ich die Übersetzungen beendet und konnte den ersten Artikel über Pycnogenol® bei einer deutschen medizinischen Fachzeitschrift einreichen. Ich war inzwischen absolut begeistert von Pycnogenol®. In diesen Wochen hatte ich erfahren, dass Pycnogenol® auch positive Effekte auf die Augengesundheit hat, durch das Verhindern von Mikroblutungen (winzige Bluttropfen, die aus Blutgefäßen austreten) und dass es Ödeme (Wasseransammlungen in Gefäßen) in den Unterschenkeln reduziert. Zu dieser Zeit bestanden die meisten klinischen Studien vor allem aus detaillierten Fallberichten. Es lagen aber nur wenige Informationen zu den Wirkstoffen und der Wirkweise der Seekiefernrinde vor. Als Arzneimittelforscher interessierte mich das am meisten. Daher begann ich, die Kiefernrinde genauer zu untersuchen, und das tat ich während der nächsten zehn Jahre."

„Damals arbeiteten wir in meinen Laboren an der Universität Münster in Deutschland an der Analyse und der Bioverfügbarkeit von Pycnogenol® und wir entwickelten eine Methode, mit der die Zusammensetzung des komplexen Extrakts standardisiert werden konnte. Daraufhin beschrieb das Arzneibuch der Vereinigten Staaten (United States Pharmacopeia, USP) Pycnogenol® ausführlich in der Monografie „Maritime Pine Extract" („Seekieferextrakt"). Seitdem wurden viele Studien durchgeführt und es liegen über 140 publizierte klinische Studien und mehr als 300 wissenschaftliche Veröffentlichungen vor. Die Untersuchungen begannen mit In-vitro-Versuchen, welche zu kontrollierten klinischen Studien führten. Sie bilden die wissenschaftliche Grundlage, die das enorme Potenzial von Pycnogenol® für die menschliche Gesundheit aufzeigt."

Mit den wachsenden Erkenntnissen nahm mein Interesse an den gesundheitsfördernden Eigenschaften von Pycnogenol® immer mehr zu. Schließlich wurde ich Berater des Herstellers, Horphag Research, Ltd, und nachdem ich meine Lehrtätigkeit beendet hatte, war ich mit der Leitung des Forschungsprogramms befasst."

Als führender Ernährungswissenschaftler ohne Verbindungen zur Horphag Research, Ltd, erinnere ich mich an mein erstes Treffen mit Professor Rohdewald im Jahr 1993. „Ich hatte die Synergismen von Antioxidantien seit 1959 erforscht, und als ich einen Bericht las, der angab, dass Pycnogenol® ein stärkeres Antioxidans sei als Vitamin C und Vitamin E, weckte das mein Interesse. Nachdem ich die wissenschaftliche Literatur nach allen publizierten Studien zu Pycnogenol® durchsucht hatte, entschied ich mich, die Wissenschaftler zu besuchen, die sich hauptsächlich mit Studien zu Pycnogenol® beschäftigten. Damals gab es erst wenige wissenschaftliche Publikationen, doch inzwischen sind es Hunderte."

„Zunächst besuchte ich Professor Rohdewald in seinem Labor an der Universität Münster in Deutschland während der Feier zum 1200. Jahrestag der Gründung Münsters. Im Oktober 1993 besuchte ich auch Professor Antti Arstila von der Universität Jyväskylä in Finnland, und lernte Professor Miklos Gabor von der Albert-Szent-Györgyi-Universität für Medizinische Wissenschaften in Szeged, Ungarn kennen, als dieser an einem wissenschaftlichen Kongress in Paris teilnahm. Professor Arstila erforschte Pycnogenol® in Bezug auf die Hautgesundheit, während Professor Gabor klinische Forschungen zu Pycnogenol® und dessen Wirkung auf die Kapillargesundheit durchführte."

„Professor Rohdewald und seine Studenten bewerteten diese Studien mit mir und erklärten mir ihre aktuellen Arbeiten. Sie hatten sich zuvor darum bemüht, die Inhaltsstoffe und deren quantitative Verteilung im patentierten Extrakt zu bestimmen. Da Professor Rohdewald ein Arzneimittelforscher war, hatten sie natürlich auch Parameter wie die Absorption, Bioverfügbarkeit und Zirkulation im Blut, die Zielorgane und Toxikologie untersucht. Da einige der Bioflavonoide noch nicht umfassend untersucht worden waren, erforschten sie auch die Biochemie dieser Nährstoffe.

Professor Rohdewald hatte bereits die Sicherheit und Wirksamkeit von Pycnogenol® dokumentiert und regte mich weiter an, mehr über die starken antioxidativen und entzündungshemmenden Eigenschaften dieses Wirkstoffs zu erfahren. Daraufhin besuchte ich auch die anderen Forscher, die sich mit Pycnogenol® beschäftigten. Über die Jahre hatte ich die Ehre, bei verschiedenen wissenschaftlichen Symposien das Podium mit ihm zu teilen."

Diese Zusammenarbeit kam durch meine jüngsten Bemühungen zustande, die Entwicklungs- und Forschungsgeschichte von Pycnogenol® zu aktualisieren. Obwohl ich bereits sechs Bücher zu Pycnogenol® verfasst hatte, wurden durch die rasch expandierende Forschung weitere wichtige gesundheitliche Vorteile entdeckt, die die Aufmerksamkeit der Öffentlichkeit verdienen. Inzwischen gibt es so viele neu nachgewiesene gesundheitliche Vorteile, die in immer rascherer Abfolge entdeckt werden, dass nun ein neues Buch notwendig wurde, um sowohl Gesundheitsexperten als auch die Verbraucher auf den neuesten Stand zu bringen. Da so viele der modernen Forschungsprojekte unter der Leitung von Professor Rohdewald durchgeführt wurden, war es logisch und passend, dass zwei Forscher dieses Buch gemeinsam verfassten. Dies ist gängige Praxis, wenn Wissenschaftler ihre Forschungen publizieren oder Bücher bearbeiten.

Professor Rohdewald wird die Forschung beschreiben, während ich die gesundheitlichen Auswirkungen erörtern werde. Wir hoffen, dass Ihnen die folgenden Informationen helfen werden, länger gesund zu leben.

Professor Dr. Peter Rohdewald,
Münster, August 2014

Richard A. Passwater, Ph.D.
Berlin, Maryland, August 2014

Kapitel eins | Die wichtigsten Vorteile von Pycnogenol® für Ihre Gesundheit

Viele klinische Studien haben bewiesen, dass das pflanzliche Nahrungsergänzungsmittel Pycnogenol® Ihre Gesundheit stark verbessern kann. Die Gesundheit aller! Gleichgültig, wie gesund oder krank Sie aktuell sind: Hunderte Studien haben in den letzten Jahrzehnten belegt, dass Pycnogenol® Ihnen wichtige gesundheitliche Vorteile verschaffen kann. Pycnogenol® hilft nachweislich, die Gesundheit zu erhalten, indem es die Schäden und Verfallsprozesse reduziert, die unseren Körper altern lassen und welche die Ursache für viele Erkrankungen sind, die nicht durch Krankheitserreger ausgelöst werden, aber die mit dem Alterungsprozess und der daraus resultierenden Lebenserwartung in Verbindung stehen. Pycnogenol® kann auch das Immunsystem stärken und Sie so vor Erkrankungen schützen, die durch Krankheitserreger ausgelöst werden. Weitere Vorteile von Pycnogenol® unterstützen einen aktiven Lebensstil, erhalten die Vitalität, die physische und psychische Belastbarkeit und das allgemeine Wohlbefinden. Dazu gehören Aspekte der Lebensqualität wie Energie, gesunde, jünger wirkende Haut, ein gesundes Sexualleben und normale, schmerzfreie Beweglichkeit.

Leider sind diese positiven gesundheitlichen Effekte nicht bekannt genug. Millionen Menschen profitieren zwar bereits von Pycnogenol®, doch die Mehrheit hat noch nie etwas von Pycnogenol® gehört. Wenn Sie zu diesen Menschen gehören, möchten wir Sie gern über einige der dokumentierten gesundheitlichen Vorteile informieren und Ihnen Möglichkeiten aufzeigen, wie Sie länger *gesund* leben können. Das ist unser Ziel. In unserer Rolle als Wissenschaftler haben wir dazu beigetragen, viele dieser gesundheitlichen Vorteile aufzudecken und nachzuweisen, doch wenn diese nicht praktisch genutzt werden, waren unsere Bemühungen umsonst. Es bringt nichts, etwas zu entdecken, wenn es nicht in die Praxis umgesetzt wird.

Sie werden sich sicher fragen, wie ein Nahrungsergänzungsmittel so viele gesundheitliche Vorteile haben kann. Wir werden im Verlauf dieses Buches auf leserfreundliche Weise erklären, wie und warum Pycnogenol® so viele Vorteile für

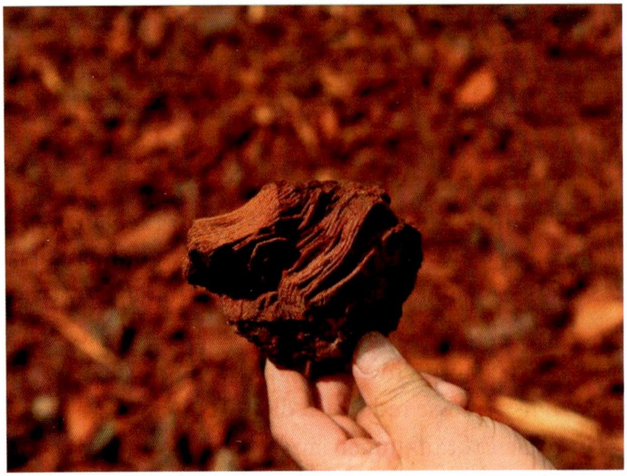

Abbildung 1.1: Rinde der französischen Meereskiefer

die Gesundheit bietet. Als Wissenschaftler sind wir besonders skeptisch veranlagt und wir hoffen, dass auch Sie als Leser und Verbraucher skeptisch sind. Bei näherer Betrachtung erklären sich die Tatsachen fast von selbst. In diesem Buch stellen wir unseren Kollegen aus der Forschung, Gesundheitsexperten und Pharmazeuten die notwendigen Details zu Pycnogenol® zur Verfügung. Wir drücken uns dabei so verständlich wie möglich aus, sodass auch jeder Leser diese Informationen nutzen kann.

Wie oben gesagt, taucht immer wieder die Frage auf, wie ein Nahrungsergänzungsmittel so viele Vorteile bieten kann. Die kürzeste Erklärung für die Vielzahl der gesundheitlichen Vorteile lautet, dass Pycnogenol® nicht nur einen einzelnen Inhaltsstoff enthält, sondern eine komplexe Kombination aus mehreren Inhaltsstoffen darstellt, die jeweils mehrere Funktionen haben können. Die in Pycnogenol® enthaltenen Nährstoffe fehlen in den meisten Ernährungsformen. Hauptsächlich gehören sie zu den Bioflavonoiden, einer Klasse der Phytonährstoffe (aus Pflanzen gewonnenen Nährstoffe). Bioflavonoide bilden eine große Familie aus Tausenden pflanzlicher Verbindungen; bei vielen davon handelt es sich um pflanzliche Pigmente. Bioflavonoide (insbesondere Flavonoide wie z. B. Catechine) sind „die in der menschlichen Ernährung am häufigsten vorkommende Gruppe der polyphenolischen Verbindungen, und sie kommen in allen Pflanzen vor." Es wurde erst kürzlich festgestellt, dass Bioflavonoide eine ganz wesentliche Rolle für eine gesunde Ernährung spielen, im modernen Konsum jedoch nicht ausreichend repräsentiert sind. Es ist allgemein bekannt, dass Bioflavonoide biologisch wichtig sind, doch sie gelten – noch – nicht als essentielle Nährstoffe. Wenn es nach dem Willen der Wissenschaftler in diesem Bereich geht, könnte sich das ändern.

Ein führender Vertreter, der für die Empfehlung von Tagesdosen für einige Phytochemikalien eintritt, darunter auch für Bioflavonoide, ist Professor Jeffrey Blumberg von der Tuft University. Professor Blumberg ist Direktor des Forschungslabors für Antioxidantien am Jean Mayer USDA Human Nutrition Research Center on Aging und Professor an der Friedman School of Nutrition Science and Policy an der Tufts University. Er lehrt außerdem Pharmakologie und Ernährungswissenschaften an der Sackler School of Graduate Biomedical Sciences. Er weist auf Folgendes hin: „Die Aufnahme großer Mengen Phytochemikalien wird mit einer verbesserten Erhaltung physiologischer Funktionen und einer geringeren Prävalenz vieler degenerativer Erkrankungen bei älteren Erwachsenen in Verbindung gebracht. Das Verständnis dafür, wie Polyphenole, wie diese Bioflavonoide oxidativen Stress und Entzündungen reduzieren und so die Pathogenese chronischer Erkrankungen beeinflussen, bietet Chancen zur Verbesserung der Gesundheit und zur Entwicklung alternativer Therapiemöglichkeiten für eine alternde Bevölkerung." (siehe 1.)

Im Vorwort zu „An Evidence-Based Approach to Dietary Phytochemicals" sagte Dr. Blumberg: „Es ist zu beachten, dass die jüngere Forschung darauf hinweist, dass einige Bioflavonoide potenziell die Aktivierung von Genen beeinflussen können; dies legt nahe, dass sie fundamentale Aspekte unserer Zellfunktionen beeinflussen können, obwohl sie für uns nicht „lebensnotwendig" sind … Sie dienen der Unterstützung unseres körperlichen Wohlbefindens und unserer psychischen Verfassung." (siehe 2.)

Professor Blumberg setzt sich nicht erst seit 2010 dafür ein, dass für einige Bioflavonoide eine empfohlene Tagesdosis bestimmt werden sollte. Langsam aber sicher werden dabei Fortschritte erzielt. „Wir müssen eine quantifizierbare Referenzmenge für diese Bioflavonoide festlegen. Wir haben eine empfohlene Tagesdosis für Vitamin C, die wir auf ein Etikett aufdrucken können und auf die die Menschen achten.

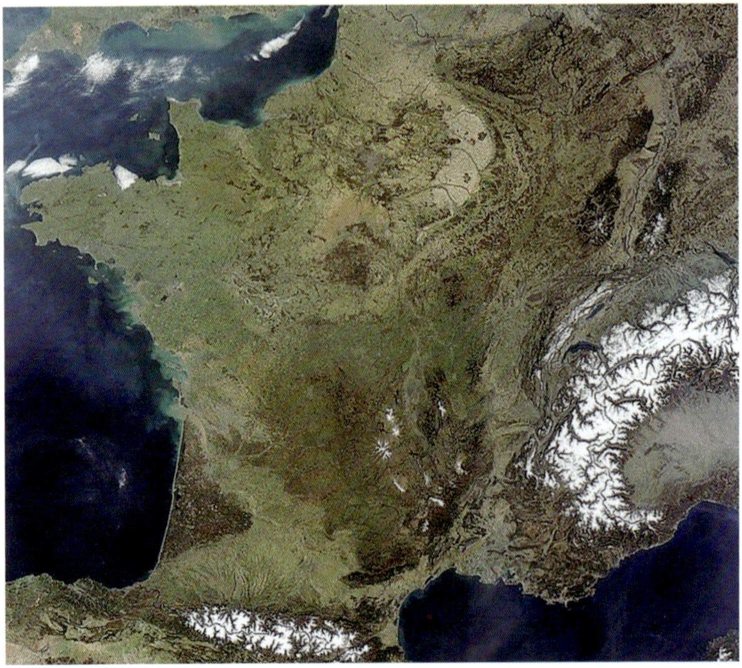

Der Wald Landes de Gascoigne nahe der Biskaya am Atlantik

Doch wie werden wir das für die vielen tausend Phytonährstoffe handhaben, die nicht in das Schema der Mangelernährung passen?“ (siehe 3.)

Bioflavonoide wie solche, die in Pycnogenol® enthalten sind, dienen nicht nur zur Nährstoffversorgung, sie beeinflussen auch unsere Gene. Sie können bestimmte Gene „ein- und ausschalten“ und dadurch unsere Gesundheit beeinflussen. Diese Tatsache macht es Gesundheitsexperten leichter, zu verstehen, wie Pycnogenol® so umfangreiche und positive Wirkungen haben kann. Das neue Feld der Nutrigenomik hat uns gelehrt, dass die Gene, mit denen wir geboren wurden, unser Schicksal nicht total bestimmen. Es ist umgekehrt: *wir steuern unsere Gene* durch unsere Ernährung und unseren Lebensstil. Gene mit negativen Auswirkungen werden nicht aktiviert, wenn wir uns für eine gesunde Ernährung und einen gesunden Lebensstil entscheiden. Ebenso werden Gene mit positiven Auswirkungen aufgrund einer unausgewogenen Ernährung und/oder eines ungesunden Lebensstils eventuell nie aktiviert.

Dies sind interessante Erkenntnisse für Wissenschaftler und Gesundheitsexperten, doch Verbraucher sind üblicherweise eher an praktischen Resultaten interessiert als an der Theorie. Um die konkreten Vorteile für die Gesundheit zu verdeutlichen, möchten wir im nächsten Kapitel einige Möglichkeiten erörtern, wie Pycnogenol® die Herz- und Arteriengesundheit beeinflussen kann. In Kapitel drei werden wir für alle, die sich für die Wirkungsweise von Pycnogenol® interessieren, in leserfreundlicher Sprache die Biochemie von Pycnogenol® erörtern. Sie können dieses Kapitel natürlich auch überspringen. Eine weitere spannende Nachricht ist, dass wir vor kurzem einen überraschenden Wirkmechanismus von Pycnogenol® entdeckt haben. Doch lassen Sie uns zunächst betrachten, wie Pycnogenol® die Gesundheit des Herzens und der Arterien unterstützt, indem es die Blut- und Kapillargefäße kräftig, flexibel und offen hält.

Quellenverzeichnis zu Kapitel eins

1. http://sackler.tufts.edu/Faculty-and-Research/Faculty-Profiles/Jeffrey-Blumberg-Profile, abgerufen am 21.04.2014.

2. J. Higdon, Ph.D.: „An Evidence-Based Approach to Dietary Phytochemicals“, Thieme Books 2007.

3. http://www.nutraingredients.com/Research/Prof-Blumberg-We-need-reference-intakes-for-phytochemicals-and-we‘re-not-calling-them-antioxidants, abgerufen am 21.04.2014.

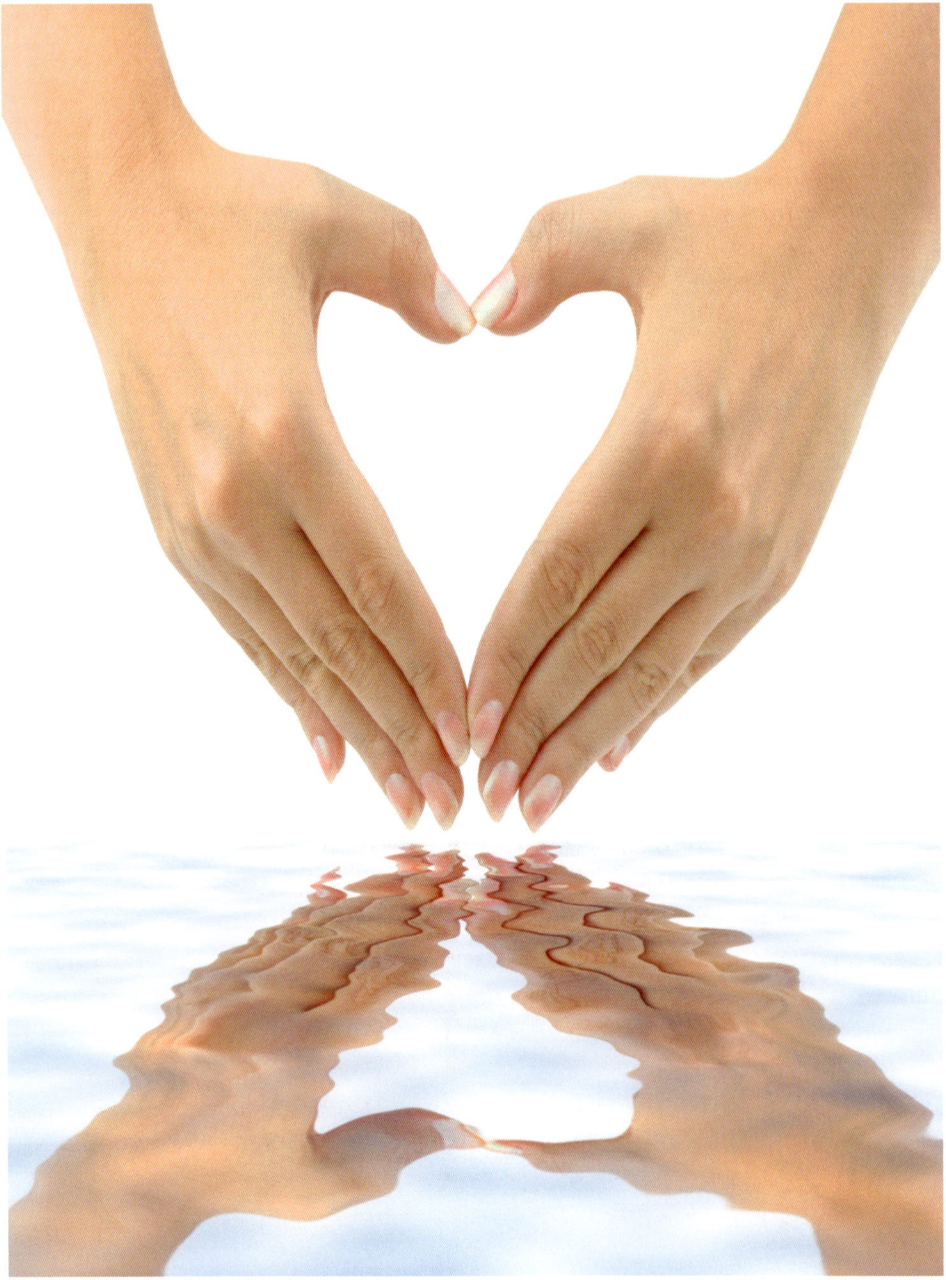

Kapitel zwei | Pycnogenol® und die Herzgesundheit

Die Gesunderhaltung des Herz-Kreislauf-Systems und der Gefäßfunktion sind die wichtigsten Funktionen von Pycnogenol®. Nach mehr als 40 Jahren Forschung besteht kein Zweifel daran, dass Pycnogenol® erheblich zu einem gesünderen Kreislauf und besseren Blutdruck- und Cholesterinwerten beitragen kann. Zunächst konzentrierte sich die Forschung vor allem auf die großen Arterien und Venen. In jüngster Zeit ging es vor allem darum, genauer herauszufinden, wie Pycnogenol® das gesamte Herz-Kreislauf-System unterstützt. Die positive Wirkung von Pycnogenol® betrifft nicht nur die großen Blutgefäße, sondern auch die kleinen Blutkapillaren. Viele Erkrankungen und Beschwerden entstehen durch die unzureichende Mikrozirkulation des Blutes durch die winzigen Blutgefäße, die Sauerstoff und Nährstoffe in alle Körperregionen transportieren. Die Mikrozirkulation ist nötig, um ein gesundes Maß an Energie, einen normalen Stoffwechsel, eine gute Konzentrationsfähigkeit und das allgemeine Wohlbefinden zu erhalten.

Die Herzgesundheit umfasst das gesamte Herz-Kreislauf-System mit dem Herzen und allen Arterien. Wenn das Herz nicht gesund ist, können verschiedene Herz-Kreislauf-Erkrankungen die Folge sein. Davon ist die koronare Herzkrankheit die häufigste. Bei der koronaren Herzkrankheit wird das Myokard (der Herzmuskel) nicht mehr mit genügend Sauerstoff versorgt. Wenn das Herz unter Sauerstoffmangel leidet, wird dies als Myokardischämie bezeichnet. Bei schwerem Sauerstoffmangel kann das Myokard keine Energie zur Verfügung stellen und Zellen des Herzmuskels sterben durch den Sauerstoffentzug ab, wodurch es zu einem Herzinfarkt kommt. Mediziner bezeichnen dies als Myokardinfarkt.

Die Hauptursache der koronaren Herzkrankheit ist Atherosklerose, deren Ursache wiederum das atheromatöse Plaque ist. Ein Plaque ist eine Einlagerung in der inneren Arterienwand und wird häufig als „Cholesterinablagerung“ bezeichnet, besteht jedoch aus Lipiden, Proteinen, Zellfragmenten und Cholesterin.

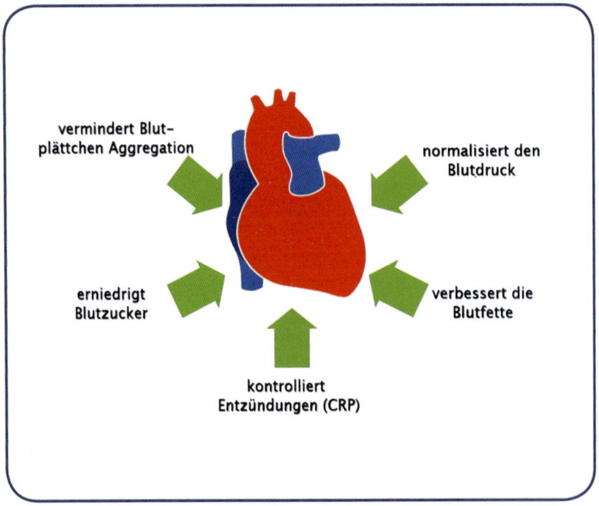

Abbildung 2.1: Pycnogenol® verringert wichtige Risikofaktoren für die Herzgesundheit.

Pycnogenol® kann die Risikofaktoren für das Herz-Kreislauf-System deutlich senken, indem es die Funktion der Blutplättchen und den Blutdruck normalisiert, Entzündungen in den Arterien reduziert, die Gesundheit der Arterieninnenwände (die Endothelfunktion) erhält, und sowohl die Blutfett- und cholesterinbezogenen Werte als auch den Blutzuckerspiegel positiv beeinflusst. Die moderne Forschung hat viele Gesundheitsexperten davon überzeugt, dass die Endothelfunktion und die Funktion der Blutplättchen für die Herzgesundheit wichtigere Faktoren sind als traditionelle Risikofaktoren wie beispielsweise hohe Cholesterinwerte. Durch die Verringerung chronischer Entzündungen im Körper wird das Risiko der Entstehung von Plaques in den Arterien vermindert. Eine Übersichtsarbeit über den Zusammenhang von chronischer Entzündung und Atherosklerose wurde von Dr. J. Keaney Jr. von der University of Massachusetts Medical School vorgelegt (siehe 1.)

Die gute Nachricht ist, dass Pycnogenol® all diese Faktoren positiv beeinflusst. Siehe Abbildung 2.1.

Immer mehr klinische Studien belegen, dass Pycnogenol® Probleme des Herz-Kreislauf-Systems eindämmen kann. Die Rolle von Pycnogenol® bei der Erhaltung von Normalwerten für wichtige Parameter wurde an gesunden Menschen untersucht, ebenso an Individuen mit grenzwertig hohen Risikofaktoren und auch als zusätzliche Gabe bei Patienten, die verschreibungspflichtige Medikamente gegen Gesundheitsprobleme des Herz-Kreislauf-Systems einnahmen. Wir wollen diese Studien hier nicht chronologisch geordnet wiedergeben, sondern sie nach ihrem Einfluss auf die Herzgesundheit in Kategorien einordnen: Funktion der Blutplättchen, Endothelfunktion, Cholesterinspielgel im Blut, Blutdruck und Diabetes.

Blutgerinnsel sind die Ursache für Herzinfarkte

Atherosklerose und Hypertonie (Bluthochdruck) schädigen das Herz nach und nach. Die Bildung eines Thrombus (eines Blutgerinnsels) ist ein unmittelbares Risiko. Ein Herzinfarkt kommt nur selten vor, ohne dass sich ein Blutgerinnsel in einer Koronararterie bildet. Ein Spasmus der Koronararterie, der den Blutfluss unterbricht oder ein Herzflimmern verursacht, so dass das Herz kein Blut mehr pumpen kann, kann ebenfalls zu einem Herzinfarkt führen. Die meisten Herzinfarkte werden jedoch durch ein Blutgerinnsel verursacht, das sich in einer Koronararterie bildet, die durch Plaques verengt wurde. Auch die meisten Schlaganfälle können durch ein Blutgerinnsel verursacht werden. In diesem Fall handelt es sich um Blutgerinnsel, die sich in einem Gefäß bilden, welches das Gehirn versorgt.

Ein Herzinfarkt entsteht in zwei Schritten. Die Atherosklerose selbst verursacht keine Herzinfarkte, aber sie kann durch die Einschränkung des Blutflusses zu Herzschmerzen (Angina pectoris) führen. (Angina wird üblicherweise durch eine physische Anstrengung wie Schneeschaufeln ausgelöst, bei der der Herzmuskel mehr Sauerstoff benötigt.) Blutgerinnsel und Vasokonstriktionen (Gefäßverengungen und/oder Spasmen von Arterien) gehen üblicherweise einem Herzinfarkt voraus. Die Verengung einer Arterie beginnt mit einer Entzündungsreaktion, bei der Schaumzellen des Immunsystems sich unter der inneren Wandschicht der Arterie ansammeln. (Schaumzellen sind weiße Blutkörperchen, die mit oxidiertem LDL gefüllt sind. LDL sind Cholesterinträger im Blut, die später thematisiert werden.) Diese Zellen unterstützen das Eindringen verschiedener Substanzen in die Arterienwand.

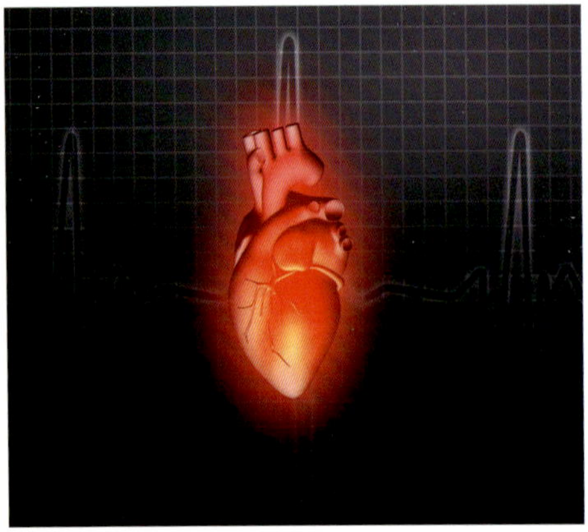

Wenn sich in ihren Wänden Plaques bilden, gelten die Arterien als „erkrankt“ oder „funktionsgestört“. Wenn die Plaqueschicht weiter wächst, wird der Durchmesser der Arterienwand immer mehr verengt. Dadurch fließt weniger Blut zum Gewebe des Herzens. Die verengte Arterie beeinflusst auch die Blutplättchen, die nun hindurchgepresst werden müssen. Das Blut wird „klebrig“ und neigt an dieser Stelle zur Bildung von Gerinnseln. Wir werden die Endothelfunktion der Arterien in Kürze erörtern. Zunächst soll aber die Rolle der Blutplättchen bei der Bildung von Blutgerinnseln näher betrachtet werden.

Blutplättchen und Blutgerinnsel

Die Blutplättchen spielen bei der Blutgerinnung zur Stillung von Blutungen eine große Rolle. Zu Beginn einer Blutung zieht sich das Gefäß zusammen und die Wand des Blutgefäßes setzt ein Protein namens *Gewebsfaktor* frei. Dann wird *Plättchenfaktor 3* auf der Oberfläche des Plättchens aktiviert, welcher dann mit Blutfaktoren reagiert, um die Bildung eines Blutpfropfens zu unterstützen. Er leitet außerdem weitere Schritte im Blutgerinnungsmechanismus ein. Wenn Plättchenfaktor 3 aktiviert ist, ändert sich die Form des Blutplättchens, welches dann als „aktiviert“ bezeichnet wird.

Die BLutplättchen können jedoch auch aktiviert werden, wenn keine Blutung vorliegt, und das ist nicht gut. Wenn sie aktiviert sind, neigen sie dazu, sich zusammenzuballen, wodurch ein unerwünschtes Blutgerinnsel entsteht. Dieses kann den Blutfluss durch das Gefäß blockieren und zu einem Herzinfarkt oder Schlaganfall führen. Wenn dieses unerwünschte Blutgerinnsel sich nicht bewegt, wird es als Thrombus bezeichnet. Wenn es sich durch das Gefäß bewegt, wird es als Embolus bezeichnet. Ein Embolus kann in einem engeren Blutgefäß zu einer Embolie führen. Die Blutplättchen können auch durch Rauchen, Stress, Diabetes und bestimmte Nährstoffmängel aktiviert werden. Außerdem tendieren mit zunehmendem Alter immer mehr Blutplättchen zu ungewollter Aktivierung.

Ein wichtiger Faktor zur Prävention von Herzinfarkten ist daher die Aufrechterhaltung der glatten Oberfläche, der Normalfunktion der Blutplättchen. Dadurch werden lebensgefährliche Blutgerinnsel in den Koronararterien vermieden.

Eines der ersten Forschungsthemen zu Pycnogenol® in Verbindung mit der Herzgesundheit hatte dessen Rolle bei der Erhaltung einer gesunden Blutplättchenfunktion zum Thema. Professor Rohdewald wusste aus in Taiwan durchgeführten Untersuchungen, dass Procyanidine, eine Nährstofffamilie, die in Pycnogenol® enthalten ist, die Synthese von Thromboxan unterbinden. (siehe 2.) Thromboxan fördert die Verklumpung von Blutplättchen und damit auch die Entstehung von Blutgerinnseln.

Professor Rohdewald schloss, dass Pycnogenol®, das ein Konzentrat aus Procyanidinen darstellt, auf diese Weise die Verklumpung von Blutplättchen verhindern sollte. Er entwickelte und leitete Studien in Deutschland und den USA, um herauszufinden, ob dies der Fall war. Die Studien bestätigten seine Vermutung. Professor Rohdewald sagte später: „Es war aus wissenschaftlicher Sicht sehr befriedigend, dass die taiwanesischen Ergebnisse aus dem Reagenzglas auch erfolgreich auf den Menschen übertragen werden konnten."

Wir werden diese Studien weiter unten erörtern. Zunächst wollen wir jedoch betrachten, welche Schäden Rauchen – als Risikofaktor für Herzkrankheiten – verursacht.

Thrombose: Ein Risiko für Raucher

Professor Rohdewald war bewusst, dass es außer Herz-Kreislauf-Erkrankungen und Diabetes noch eine weitere Ursache für die Bildung von unerwünschten Blutgerinnseln gab. Raucher haben ein erhöhtes Herzinfarkt- und Schlaganfallrisiko.

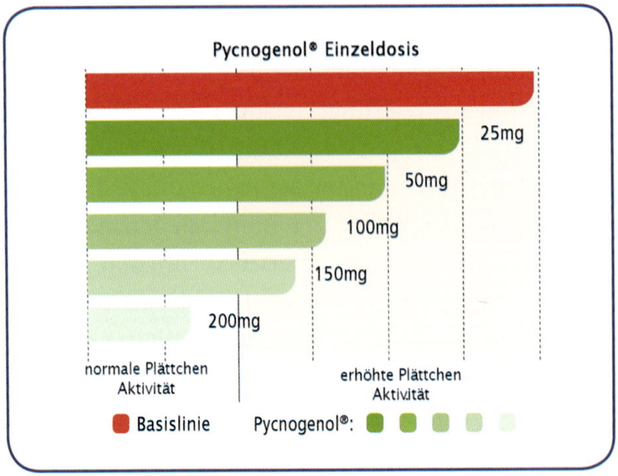

Abbildung 2.2: Pycnogenol® hemmt die Verklumpung von Blutplättchen nach dem Rauchen.

Der inhalierte und absorbierte Rauch von nur einer Zigarette stimuliert die Verklumpung von Blutplättchen.

Professor Rohdewald erkannte, dass die durch Zigaretten verursachte schnelle Aktivierung der Blutplättchen, die zur Verklumpung der Blutplättchen führt, sich ausgezeichnet für Tests eignete. Er bemerkte: „Freiwillige fördern die Verklumpung von Blutplättchen gern, da sie gern rauchen, und die Ergebnisse konnten innerhalb kurzer Zeit vorliegen."

Professor Rohdewald leitete Studien an Universitäten in den USA und in Deutschland. 1997 überzeugte er Professor Ronald Watson von der University of Arizona, einen führenden Antioxidantien-Forscher, an einigen Studien teilzunehmen. Die Ergebnisse waren beeindruckend. Das Rauchen von 3 Zigaretten innerhalb von 30 Minuten aktivierte so viele Blutplättchen, dass 20 % mehr Blutplättchen als normal verklumpt waren. Abhängig von der Dosierung konnte diese Verklumpung durch Pycnogenol® vollständig verhindert werden. Diese Wirkung hält lange an: noch 6 Tage nach der Einnahme von Pycnogenol® waren die Blutplättchen weniger verklumpt als zuvor. (siehe 3.)

Der Thrombose vorbeugen, aber Blutungen stoppen

Es ist sicher wünschenswert, als erste Maßnahme zur Vermeidung unerwünschter Gerinnsel die Aktivierung von Blutplättchen zu vermeiden. Die Blutplättchen haben allerdings die normale, lebenswichtige Funktion, Blutungen zu stillen, und diese Funktion sollte nicht gestört oder ausgeschaltet werden. Um zu überprüfen, ob Pycnogenol® diese wichtige Funktion der Blutplättchen stört, wurde außer der Aggregation der Blutplättchen auch die Blutungszeit erfasst. Die Blutungszeit verlängerte sich nicht, wohingegen Aspirin, das ebenfalls die Aktivierung der Blutplättchen verhindert, die Blutungszeit deutlich verlängerte. (siehe 3.)

Die Professoren Rohdewald und Watson berichteten: „Der Vergleich mit Aspirin in unserer Studie zeigte, dass Pycnogenol® dieselbe Wirkung gegen die Verklumpung hat, diese jedoch mit einer niedrigeren Dosis und vor allem ohne die unerwünschte Verlängerung der Blutungszeit erzielt wurde. Pycnogenol® reduziert daher die Tendenz des Blutes, unerwünschte Blutgerinnsel zu bilden, ohne das Risiko von Magenblutungen, die eine häufige Nebenwirkung von Aspirin darstellen."

„Unsere Untersuchungen zeigten weiter, dass Rauchen den Thromboxanspiegel. erhöht und über diesen Mechanismus zur Verklumpung der Blutplättchen führt. Durch die Einnahme von Pycnogenol® konnte der Thromboxanspiegel jedoch wieder in den Normalbereich eines Nichtrauchers gebracht werden." (siehe 4.)

Die Fähigkeit von Pycnogenol®, dazu beizutragen, dass die Aktivierung von Blutplättchen im Normalbereich bleibt, reduziert eines der größten – wenn nicht das größte – Herzinfarktrisiko. Es muss jedoch auch der Normalzustand der Arterien aufrechterhalten werden: die gesunde Endothelfunktion. Eine chronische, „stille" Entzündung, die im Hintergrund vorliegt, kann die Endothelfunktion negativ beeinflussen und zur Bildung von Plaques in den Arterien führen.

Entzündungen und Herzgesundheit

Chronische Entzündungen werden inzwischen von vielen Experten für Herzerkrankungen als die wichtigste Ursache für Herzerkrankungen anerkannt. Diese Verschiebung der medizinischen Meinung weg vom Cholesterin als wichtigstem Faktor wird in einen wegweisenden Bericht im Journal der AHA, „*Circulation*", von 2002 aufgezeigt. (siehe 5.)

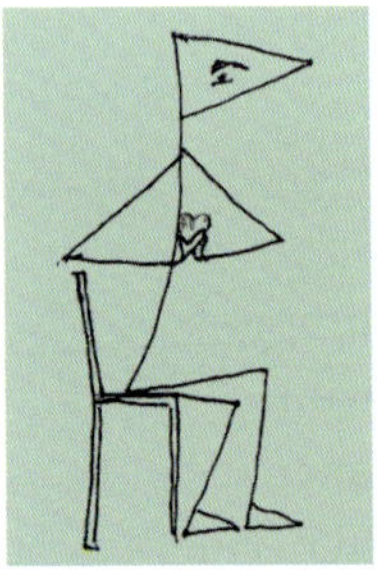

Hier ein Zitat aus der Zusammenfassung des Artikels: „Atherosklerose wurde bisher als einfache Lipidspeichererkrankung angesehen. In Wirklichkeit ist jedoch eine Entzündungsreaktion involviert. Die jüngsten Fortschritte in der Grundlagenforschung haben Entzündungen eine wichtige Rolle in allen Phasen dieser Erkrankung zugewiesen: vom Beginn der Erkrankung über ihr Fortschreiten bis hin zu den thrombotischen Komplikationen bei Atherosklerose. Diese neuen Erkenntnisse zeigen wichtige Verbindungen auf zwischen Risikofaktoren und den Mechanismen der Atherogenese [dem Prozess der Plaquebildung in der Innenwand der Arterien]. Klinische Studien haben gezeigt, dass diese neue Entzündungsbiologie der Atherosklerose auch direkt auf Patienten anwendbar ist."

Pycnogenol® hilft, Entzündungen zu bekämpfen

Chronische Entzündungen richten im gesamten Körper viel Schaden an. Die dabei aktivierten Immunzellen produzieren viele reaktive Verbindungen, sogenannte freie Radikale, die letztlich viele körpereigene Zellen zerstören. Immunzellen nehmen diese Situation als Infektion wahr. Dadurch werden weitere Immunzellen benötigt, die gleichzeitig immer aggressiver werden. Dieser Teufelskreis erklärt, warum viele chronische Entzündungserkrankungen so lange bestehen bleiben. Pycnogenol® kann helfen, diesen Teufelskreis zu durchbrechen; es wirkt entzündungshemmend.

Pycnogenol® wirkt auf den „Hauptschalter" NF-κB, welcher Entzündungen auslöst.

Dieser Entzündungsschalter NF-κB ist allerdings nicht nur negativ zu sehen; er ist bei Infektionen äußerst wichtig. Ohne diesen Mechanismus wird das Immunsystem unterdrückt. Das wissen wir von Patienten mit Organtransplantaten, die Medikamente mit dieser Wirkung einnehmen, um die Abstoßung des Gewebes zu verhindern. In Studien, die an Studenten durchgeführt wurden, die Pycnogenol® einnahmen, war die Aktivität von NF-κB in den Immunzellen um 15 % gesenkt (siehe 6.). Das mag zunächst nicht allzu beeindruckend klingen, aber dadurch wird die Immunantwort tatsächlich effektiv abgemildert. Mit Pycnogenol® können die Immunzellen besser zwischen einer erwünschten Entzündung, zum Beispiel bei einem grippalen Infekt, und einer überflüssigen Entzündung wie bei einer Arthritis unterscheiden.

Pycnogenol® und gesunde Arterien

Die innerste Zellschicht in den Blutgefäßen, das Endothel, ist ein Hauptfaktor für die Herzgesundheit. Die Endothelzellen bedecken jedes Blutgefäß in jedem Organ, und sie können den Blutfluss regulieren. Die Endothelfunktion wird inzwischen als wichtiger Faktor für die Gesundheit des Herz-Kreislauf-Systems angesehen. Die Endothelfunktion kann durch die Ernährung beeinflusst werden.

Der Blutfluss wird durch die Ausschüttung oder Synthese von Substanzen, die die Blutgefäße erweitern oder verengen reguliert. Das Gleichgewicht zwischen diesen Faktoren ist von entscheidender Bedeutung für die Herzgesundheit. Oxidativer Stress, Diabetes, ein hoher Cholesterinspiegel und Entzündungen schädigen das Endothel und führen zur Verengung oder Blockierung von Blutgefäßen, zu Atherosklerose, Hypertonie und Thrombose.

In klinischen Studien wurde nachgewiesen, dass Pycnogenol® die Sekretion von zwei Substanzen stimuliert, die die Blutgefäße entspannen: Stickstoffmonoxid (NO) und Prostacyclin. (siehe 7.) Beide hemmen wiederum Substanzen, die die Blutgefäße verengen, wie zum Beispiel Endotheline.

Prostacyclin ist ein wirksamer Vasodilatator, es erweitert die Blutgefäße und senkt so den Blutdruck. Endotheline sind dagegen Proteine, die die Blutgefäße verengen und so den Blutdruck erhöhen. Üblicherweise sind sie mit den Vasodilatoren im Gleichgewicht, doch wenn sie überexprimiert sind (zu viel vorkommen), tragen sie zu einem hohen Blutdruck und zu Herzerkrankungen bei.

Sehr wichtig für den Kreislauf ist die Fähigkeit der Blutgefäße, Stickstoffmonoxid (NO) herzustellen. Die Endothelzellen, welche das Innere der Arterienwand auskleiden, produzieren ständig NO. Das Stickstoffmonoxid diffundiert durch die Wand und interagiert mit einem bestimmten Rezeptor der Muskelzellen der Arterie. Dadurch entspannt sich der Muskel und die Arterie wird erweitert. Das erleichtert den Blutfluss und der Blutdruck wird normalisiert. NO wirkt weiterhin auch auf die Blutplättchen ein. Es reduziert ihre Aktivität und vermindert ihre Klebrigkeit, sodass die Blutplättchen weniger verklumpen.

Im Endothel wirkt Pycnogenol® als Katalysator für das Enzym, das NO synthetisiert. Mit Pycnogenol® stellt das Enzym zur Synthese von Stickstoffmonoxid im Endothel effizient NO aus der Vorläufer-Aminosäure Arginin her. (Abb 2.3) (siehe 8.) Die erhöhte NO-Produktion durch Pycnogenol® führt zu vielen gesundheitlichen Vorteilen für das Herz-Kreislauf-System. (siehe 9.)

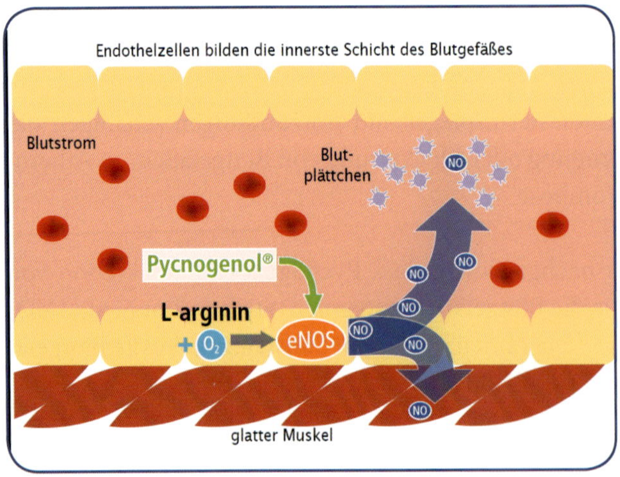

Abbildung 2.3: Pycnogenol® verbessert die Endothelfunktion.

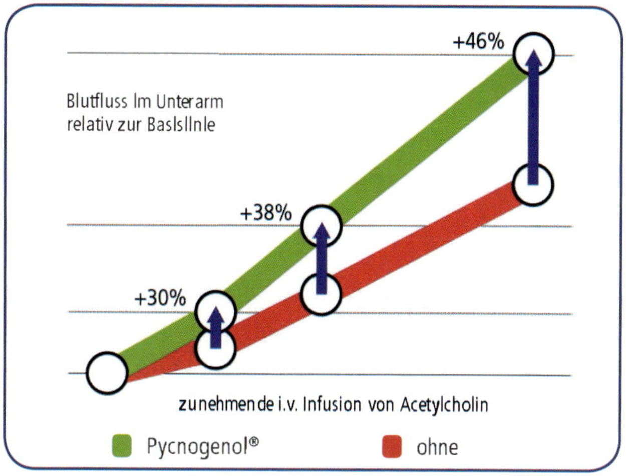

Abbildung 2.4: Pycnogenol® stimuliert die endothelvermittelte Entspannung der Gefäße.

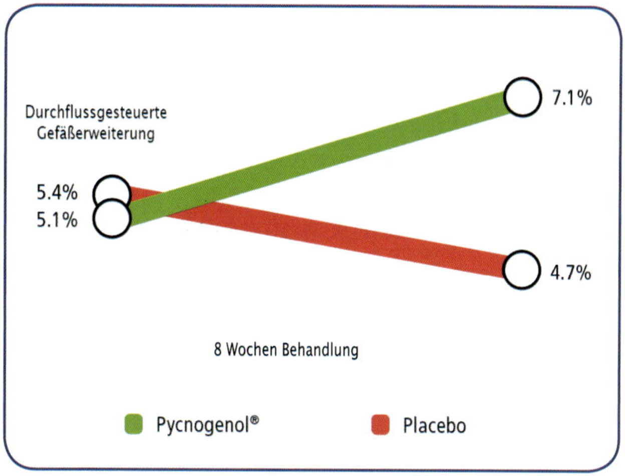

Abbildung 2.5: Pycnogenol® unterstützt die Weitung der Blutgefäße.

Im Grunde ist die unterstützende Wirkung von Pycnogenol® bei der NO-Synthese im Endothel genauso wichtig wie seine Fähigkeit, die richtige Funktion der Blutplättchen zu erhalten. Man mag sich darüber streiten, welche Wirkung wichtiger ist, doch in jedem Fall sind beide wichtig. Dies wurde mithilfe von jungen, gesunden Freiwilligen aus Japan nachgewiesen. (siehe 10.)

Nach zwei Wochen mit Pycnogenol® produzierte das Endothel einen um 46 % gesteigerten Blutfluss im Unterarm. Wenn die NO-Produktion durch Acetylcholin blockiert wurde, konnte Pycnogenol® die Arterien nicht weiten, das beweist die Bedeutung der durch Pycnogenol erhöhten NO-Produktion für die Steigerung des Blutflusses. Dies wurde einige Jahre zuvor mithilfe von Rattenarterien festgestellt. (siehe 8.)

Im Rahmen einer Doppelblindstudie an einem Universitätskrankenhaus in der Schweiz verbesserte Pycnogenol® auch bei Patienten mit koronarer Herzkrankheit die Weitstellung der Gefäße deutlich. (Abb.2.5) (siehe 11.)

Außerdem wurde bei geriatrischen Patienten mit Herzproblemen in China eine Verbesserung der Mikrozirkulation festgestellt. (siehe 12.)

Somit verbessert das Nahrungsergänzungsmittel Pycnogenol® die Endothelfunktion, unterstützt die Erweiterung der Blutgefäße und hilft, den Blutdruck innerhalb der normalen Werte zu halten.

Pycnogenol® und Cholesterin

Ein hoher Cholesterinspiegel im Blut wird seit Langem als Risikofaktor für die Gesundheit des Herz-Kreislauf-Systems angesehen. Cholesterin ist sowohl ein Steroid als auch ein Lipid, das für die Stabilisierung der Zellmembran von großer Bedeutung ist. Es produziert unter anderem Sexualhormone und Vitamin D. Cholesterin wird mit der Nahrung aufgenommen und zur Leber transportiert. Unsere Zellen können auch selbst Cholesterin produzieren, es ist aber effizienter, große Mengen Cholesterin in der Leber zu speichern und zu produzieren und es von dort in andere Zellen zu transportieren.

Da Cholesterin eine fettähnliche Substanz (ein Lipid) ist, löst es sich nicht im Blut, das auf Wasser basiert. Der Körper selbst setzt sogenannte Lipoproteine zusammen, da sie sowohl Proteine als auch Lipide enthalten, mit denen Fette und Cholesterin im Blut transportiert werden können. Wichtige Lipoproteine werden in High Den-

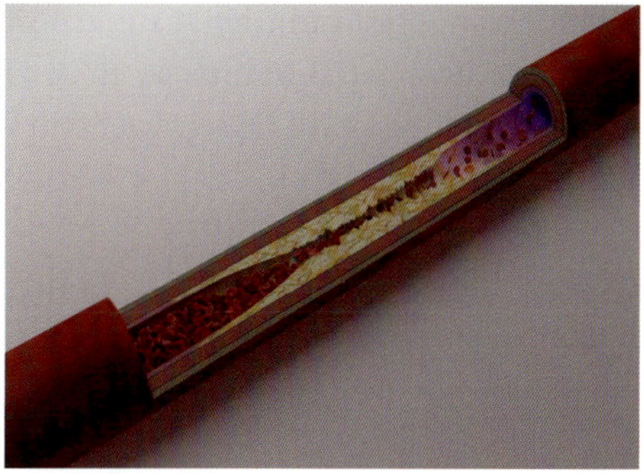

sity Lipoproteine (HDL)-und Low Density Lipoproteine-(LDL) unterteilt.

LDL und HDL befördern Cholesterin in ihrem Inneren aus Lipiden, während ihre Hülle aus Proteinen es ihnen ermöglicht, im Blutstrom transportiert zu werden. LDL transportiert Cholesterin aus der Leber in die Zellen, während HDL nicht verbrauchtes Cholesterin wieder zurück in die Leber transportiert. LDL wurde Jahrzehntelang als das „schlechte Cholesterin" angesehen, während HDL als „gutes Cholesterin" galt. Die jüngere Forschung hat jedoch ergeben, dass es nicht ganz so einfach ist, da sowohl LDL- als auch HDL-Partikel verschiedene Größen, Zusammensetzungen und Dichten haben können, die ihnen verschiedene Eigenschaften verleihen. Im Allgemeinen reduzieren hohe HDL-Werte tendenziell das Risiko von Herzproblemen, während hohe LDL-Werte dazu neigen, das Atherosklerose-, Schlaganfall- und Herzinfarktrisiko zu erhöhen.

Hohe LDL-Werte können zu Atherosklerose führen, wenn das transportierte Cholesterin zu Peroxiden oxidiert, bei nicht ausreichendem Schutz durch LDL-Antioxidatien. Mehrere klinische Studien haben die Wirkung von Pycnogenol® auf die Cholesterinwerte im Blut untersucht:

Die Einnahme von Pycnogenol® über sechs Wochen erhöhte bei gesunden, amerikanischen freiwilligen Studienteilnehmern die HDL-Werte deutlich, während die LDL-Werte reduziert wurden. (siehe 13.) Sogar vier Wochen nach dem Ende des Testzeitraums blieb der HDL-Wert erhöht; der LDL-Wert war dagegen auf die Anfangswerte zurückgekehrt.

Auch in einer deutschen Studie mit 40 Patienten mit Anzeichen einer schwerwiegenden Hypercholesterinämie (eines zu hohen Cholesterinspiegels im Blut) senkte Pycnogenol® den LDL-Wert und den Gesamt-Cholesterinspiegel deutlich, während es den HDL-Spiegel erhöhte. (siehe 14.)

Eine slowakische Studie an Männern mit leichter Hypercholesterinämie ergab dieselben Resultate: drei Monate nach der Einnahme des Kiefernrindenextrakts waren die Cholesterin- und LDL-Spiegel deutlich gesunken, während die HDL-Werte erhöht waren. (siehe 15.)

In einer Studie in Taiwan mit 200 Frauen waren die LDL-Werte nach 6 Monaten mit Pycnogenol® deutlich gesunken, auch hier waren die HDL-Werte deutlich erhöht. (siehe 16.)

Auch in einer amerikanischen Studie an Diabetespatienten wurden die LDL-Werte erniedrigt. (siehe 17.)

Das Verhältnis von LDL zu HDL wird als atherosklerotischer Index verwendet. In den oben genannten Studien verbesserte Pycnogenol® den atherosklerotischen Index durch Erhöhung von HDL und sorgt somit für eine bessere Prognose.

Die Erhöhung von HDL und die Senkung von LDL signalisieren, dass Pycnogenol® hilft, die Arterien gesund zu erhalten, und gemäß einer weithin anerkannten Theorie sollte es auf diesem Wege helfen, Atherosklerose zu verhindern.

Hypertonie und Diabetes

In manchen Fällen können mit Versuchstieren erstaunliche Erkenntnisse gewonnen werden. Komplexe Experimente an alten Mäusen, die an der University of Arizona durchgeführt wurden, belegten den großen Einfluss von Pycnogenol® auf die Herzgesundheit. (siehe 18.)

Mäuse hatten aufgrund ihres hohen Blutdrucks (Hypertonie) eine Herzinsuffizienz entwickelt. Es ist nicht so, dass bei einer Herzinsuffizienz das Herz überhaupt nicht funktioniert; dieser Begriff bezeichnet Zustände, bei denen das Herz nicht genug Blut pumpt, um die normale Gesundheit zu erhalten. Ärzte nennen diesen Zustand häufig kongestive Herzinsuffizienz.

Die Herzinsuffizienz wird begleitet von Veränderungen am Herzgewebe, die aufgrund der Produktion großer Mengen gewebeschädigender Enzyme, sogenannter Proteasen, aufgetreten sind. Der hohe Blutdruck hatte das Herz dazu veranlasst, die Protease-Enzyme zu produzieren. Das Herzgewebe (hauptsächlich das Protein Kollagen) wurde von den Protease-Enzymen angegriffen, sodass die Herzstruktur geschwächt wurde. Dies führte dazu, dass nicht genug Blut in den restlichen Körper gepumpt werden konnte.

Die Mäuse mit Herzinsuffizienz bekamen einen Monat lang Pycnogenol®. Erstaunlicherweise hatte sich ihr Blutdruck danach normalisiert, die Protease-Enzyme im Herzgewebe gingen zurück und die Kollagensynthese wurde erhöht. Vor allem erreichten alle Herzfunktionen nach der Behandlung mit Pycnogenol® dieselben Werte wie bei Kontrollmäusen ohne Herzinsuffizienz, wogegen bei der nicht behandelten Gruppe weiterhin eine Herzinsuffizienz vorlag. Das sehr erstaunliche Ergebnis dieser Studie ist, das Pycnogenol® in der Lage war, alle Funktionen der geschädigten Herzen wieder in den Normalbereich zu bringen. (siehe 18.)

Normalisierung des Blutdrucks

Mehrere klinische Studien haben nachgewiesen, dass Pycnogenol® den Herz-Risikofaktor Hypertonie verringern kann. In einer Pilotstudie an amerikanischen Patienten mit leichter Hypertonie senkte Pycnogenol® den Blutdruck nach 6 Wochen. (siehe 19.)

Die Überwachung des Blutdrucks von 100 taiwanesischen Frauen ergab auch nach 6 Monaten einen verringerten Blutdruck. (siehe 16.)

Bei klinischen Studien aus China (siehe 20.) und den USA (siehe 17.) konnten die Patienten die Anzahl der blutdrucksenkenden Tabletten reduzieren und trotzdem ihren Blutdruck senken.

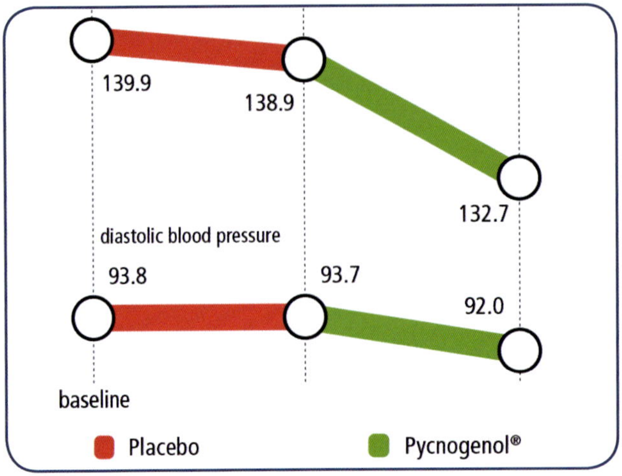

Abbildung 2.6: Pycnogenol® hilft, den Blutdruck zu normalisieren.

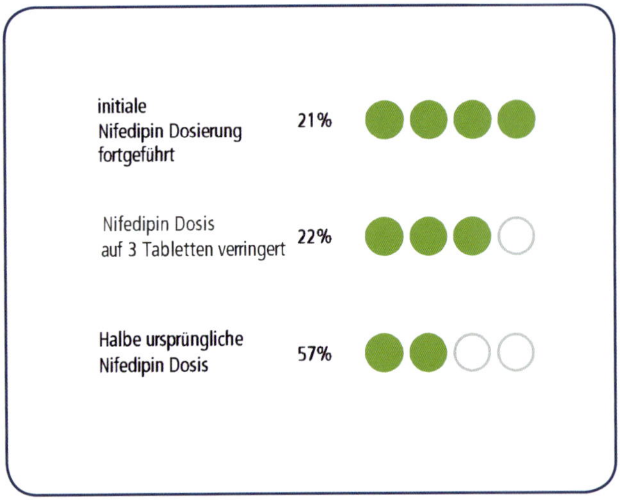

Abbildung 2.7: Pycnogenol® reduziert den Bedarf an blutdrucksenkenden Medikamenten.

Auch in zwei Studien in Italien konnte nachgewiesen werden, dass die zusätzliche Gabe von Pycnogenol® im Rahmen einer blutdrucksenkenden Behandlung den Blutdruck noch weiter senkte. (siehe 21. und 22.)

Diese Studien an Patienten mit Hypertonie zeigten, dass Pycnogenol® leichte Hypertonie normalisierte und auch als Zusatztherapie zu üblichen blutdrucksenkenden Mitteln hilfreich war. Hoher Blutdruck kann mehrere Ursachen haben; einige müssen medikamentös behandelt werden. Auch hier kann Pycnogenol® von Vorteil sein, da es die notwendige Dosis der Medikamente – und damit ihre Nebenwirkungen – reduzieren hilft.

Pycnogenol® hilft auf mehreren Wegen, die Herzgesundheit zu erhalten

Eine Studie aus den USA konnte die Medikamente einsparende Wirkung von Pycnogenol® bei Patienten mit einer Kombination aus Hypertonie und Diabetes erfolgreich belegen.

Mit der Nahrungsergänzung durch Pycnogenol® konnte die Hälfte der Probanden die Dosis ihrer Medikamente gegen den hohen Blutdruck reduzieren, wobei der Blutdruck trotzdem gesenkt wurde. An der wesentlich erniedrigten Konzentration der stark gefäßverengenden Substanz Endothelin-1 war ersichtlich, dass die Funktion des Endothels verbessert wurde. Durch den niedrigeren Blutdruck konnten die Nieren Proteine besser speichern, sodass weniger Albumin im Urin nachweisbar war. Und schließlich wurde der Glukosespiegel im Blut in der Pycnogenol®-Gruppe besser kontrolliert. Diese Untersuchung war ein gutes Beispiel dafür, dass Pycnogenol® helfen kann, normale Werte für Schlüsselfaktoren zu erhalten, die gleichzeitig wichtige Risikofaktoren für das Herz-Kreislauf-System betreffen: Hypertonie und Diabetes. Außerdem wurde eine verbesserte Nierenfunktion festgestellt. (siehe 17.)

Eine italienische Studie mit 58 Patienten mit metabolischem Syndrom (Syndrom X) unterstrichen diese Ergebnisse auf beeindruckende Weise. Das metabolische Syndrom liegt vor, wenn drei von den folgenden fünf Bedingungen erfüllt sind: abdominale Fettgewebsvermehrung, erhöhter Nüchternblutzucker, Bluthochdruck, hoher Triglyceridspiegel im Blut und niedriger High Density Lipoprotein-Cholesterinspiegel (HDL). Das metabolische Syndrom erhöht das Risiko von Herz-Kreislauf-Erkrankungen, besonders von Herzinsuffizienz, und Diabetes.

Tabelle 2.1: Vier wichtige Wirkungen von Pycnogenol®, die die Herzgesundheit erhalten

	1	2	3	4
	Anti-Verklumpen	**Entzündungshemmend, cholesterinsenkend**	**Endothelschutz**	**Reguliert den Blutzucker**
Wie senkt Pycnogenol® das Risiko?	Normalisiert die Aktivierung der Blutplättchen.	Reduziert chronische Entzündungen und reduziert schlechtes Cholesterin; erhöht gutes Cholesterin.	Stimuliert die Produktion von Stickstoffmonoxid in den Arterienwänden.	Hilft, die richtigen Blutzuckerwerte zu halten und reduziert oxidative Schäden.
Wie genau?	Blockiert die Produktion von Thromboxan.	Hilft, den Hauptschalter bei Entzündungen, NF-κB, zu kontrollieren.	Wirkt als Katalysator für das Enzym, das NO produziert.	Hemmt den Abbau der Kohlenhydrate und bekämpft freie Radikale.
Ergebnis	Gleitfähiges Blut ohne Blutgerinnsel.	Weniger Entzündungen, geringeres Atherosklerose-Risiko.	Offenere und flexiblere Blutgefäße.	Weniger Herz-, Augen- und Nervenschäden.

In dieser Untersuchung konnten außerdem die bludtrucksenkenden Mittel in der Pycnogenol®-Gruppe reduziert werden. Weiterhin konnten die Nierenfunktion und die Kontrolle des Blutzuckerspiegels deutlich verbessert werden. (siehe 23.) In Kapitel vier werden wir die zahlreichen Vorteile von Pycnogenol® als Nahrungsergänzung für Patienten mit Diabetes erörtern.

Daraus ergibt sich die Schlussfolgerung, dass Pycnogenol® hilft, die Herzschäden zu reduzieren, die durch Diabetes und Hypertonie, zwei wichtige Risikofaktoren für das Herz, verursacht werden.

Als Professor Rohdewald 1996 während einer Vorlesung in China erwähnte, dass Pycnogenol® sich positiv auf die Herzgesundheit auswirken sollte, da es die Blutgefäße erweitert, weckte dies das Interesse einer prominenten chinesischen Medizinerin.

Sie entschied, Pycnogenol® an älteren Patienten zu testen, um zu sehen, ob positive Wirkungen auf das Herz-Kreislauf-System festzustellen waren. Innerhalb kurzer Zeit meldeten sich 60 Patienten für eine placebokontrollierte Doppelblindstudie an Patienten mit koronaren Herzkrankheiten. (siehe 12.)

Sie stellte gesundheitliche Vorteile und nicht mehr Nebenwirkungen fest als bei den Placebo-Probanden. Sie kam zu dem Ergebnis, dass die geriatrischen Patienten Pycnogenol® sehr gut vertrugen.

Ein Ergebnis der Studie war die Bestätigung der früheren Studien mit Blutplättchen. Pycnogenol® hemmte die Aktivierung der Blutplättchen. Bei geriatrischen Patienten mit Herz-Kreislauf-Erkrankungen besteht ein hohes Schlaganfallrisiko. Die Patienten in der Pycnogenol®-Gruppe wurden während der Untersuchung jedoch in gewissem Maße vor Thrombosen geschützt. Im Blut der Probanden in der Pycnogenol®-Gruppe wurden in vier verschiedenen Testsystemen im Vergleich zur Placebo-Kontrollgruppe weniger verklumpte Blutplättchen festgestellt. Das Risiko unerwünschter Blutgerinnsel wurde durch Pycnogenol® also verringert. (siehe 12.)

Wie kann Pycnogenol® all das leisten?

Wir haben nun einige Belege dafür erörtert, dass Pycnogenol® hilft, die Herzgesundheit zu erhalten, indem es die Gesundheit der Blutplättchen erhält, stille Entzündungen kontrolliert, hilft, die Cholesterinwerte innerhalb der normalen Bereiche zu halten, den Blutdruck positiv beeinflusst und Herzschäden reduziert, die durch freie Radikale, durch Rauchen, durch hohen Blutdruck und Diabetes verursacht werden. Diese sind in Tabelle 2.1 zusammengefasst.

Hoffentlich fragen Sie sich inzwischen, wie die Inhaltsstoffe von Pycnogenol®, das bislang nur wenigen Menschen bekannt ist, all diese gesundheitlichen Vorteile haben können. Wenn dem so ist, finden Sie in Kapitel drei die grundlegenden biochemischen Details zur Erklärung. Wenn Sie sich nicht für die Biochemie interessieren, können Sie das folgende Kapitel überspringen und weiter mehr über die vielen gesundheitlichen Aspekte lesen, die Ihnen wichtig sind.

Quellenverzeichnis zu Kapitel zwei

1. Keany IF. Immune modulation in atherosclerosis circulation. Circulation 124:559–560, 2011

2. Chang WC, Hou FL. Inhibition of platelet aggregation and arachidonate metabolism in platelets by procyanidins. Prost Leuk Essen Fatty Acids 38: 181–188, 1989

3. Pütter M, Grotemeyer KHM, Würthwein G, et al. Inhibition of smoking-induced platelet aggregation by aspirin and Pycnogenol®. Thromb Res 95 7: 14–18, 1999

4. Araghi-Nicknam M, Hosseini S, Larson D, et al. Pine bark extract reduces platelet aggregation. Int Med 2: 73–77, 1999

5. Libby P, Ridker PM, Maseri A. Inflammation and atherosclerosis. Circulation 105: 1135–1143, 2002

6. Grimm T, Chovanova Z, Muchova J, et al. Inhibition of NF-κB activation and MMP-9 secretion by plasma of human volunteers after ingestion of maritime pine bark extract (Pycnogenol®). J Inflammation 3:1, 2006

7. Liu X, Wei J, Tan F, et al. Pycnogenol® French maritime pine bark extract, improves endothelial function of hypertensive patients.Life Sci 74: 855–862, 2004

8. Fitzpatrick DF, Bing B, Rohdewald P. Endothelium-dependent vascular effects of Pycnogenol®. J Cardiovasc Pharmacol 32: 509–515, 1998.

9. Watson RR. Pycnogenol® and cardiovascular health. Evid Based Integrative Med 1: 27–32, 2003

10. Nishioka K, Hidaka T, Nakamura S, et al. Pycnogenol®. French Maritime Pine Bark Extract, augments endothelium-dependent vasodilation in humans. Hypertens Res 30: 775–780, 2007

11. Enseleit F, Sudano I, Périat D, et al. Effects of Pycnogenol® on endothelial function in

patients with stable coronary artery disease: a double-blind, randomized, placebo-controlled, cross-over study. Eur Heart J 33: 1589–1597, 2012

12. Wang S, Tan D, Zhao Y, et al. The effect of Pycnogenol® on the microcirculation, platelet function and ischemic myocardium in patients with coronary artery diseases. Eur Bull Drug Res 7: 19–25, 1999

13. Devaraj S, Vega-Lopéz S, Kaul N, et al. Supplementation with a pine bark extract rich in polyphenols increases plasma antioxidant capacity and alters plasma lipoprotein profile. Lipids 37: 931–934, 2002

14. Koch R. Comparative study of Venostasin® and Pycnogenol® in chronic venous insufficiency. Phytother Res 16: 1–5, 2002

15. Durackova Z, Trebaticky B, Novotny V, et al. Lipid metabolism and erectile function improvement by Pycnogenol®, extract from the bark of Pinus pinaster in patients suffering from erectile dysfunction – a pilot study. Nutr Res 23: 1189–1198, 2003

16. Yang HM, Liao MF, Zhu SY, et al. A randomized, double-blind, placebo-controlled trial on the effect of Pycnogenol® on the climacteric syndrome in peri-menopausal women. Acta Obstet Gynecol Scand 86: 978–985, 2007

17. Zibadi S, Rohdewald P, Park D, et al. Reduction of cardiovascular risk factors in subjects with Type 2 Diabetes by Pycnogenol® supplementation. Nutr Res 28: 315–320, 2008

18. Zibadi S, Yu Q, Rohdewald P, et al. Impact of Pycnogenol® on cardiac extracellular matrix remodeling induced by L-NAME administration to old mice. Cardiovasc Toxicol 7: 10–18, 2007

19. Hosseini S, Lee J, Sepulveda RT, et al. A randomized, double-blind, placebo-controlled, prospective, 16 week crossover study to determine the role of Pycnogenol® in modifying blood pressure in mildly hypertensive patients. Nutr Res 21: 1251–1260, 2001

20. Liu X, Wei J, Tan F, et al. Pycnogenol® French maritime pine bark extract, improves endothelial function of hypertensive patients. Life Sci 74: 855–862, 2004

21. Cesarone MR, Belcaro G, Stuard S, et al. Kidney Flow and Function in Hypertension: Protective Effects of Pycnogenol® in Hypertensive Participants – A Controlled Study. J Cardiovasc Pharmacol Ther 15: 41–46, 2010

22. Stuard S, Belcaro G, Cesarone MR, et al. Kidney function in metabolic syndrome may be improved with Pycnogenol®. Panminerva Med 52 (Beil. 1 zu Nr. 2): 27–32, 2010

23. Belcaro G, Cornelli U, Luzzi R, et al. Pycnogenol® supplementation improves health risk factors in subjects with metabolic syndrome. Phytother Res 27: 1572–1578, 2013

Kapitel drei | Die Biochemie von Pycnogenol®

Pycnogenol® ist ein einzigartiger, komplexer Pflanzenextrakt, der viele Vorteile für die Gesundheit bietet. Viele seiner wichtigen Nährstoffe sind in der modernen Ernährung Mangelware. Es ist hilfreich, zu wissen, welche Nährstoffe in Pycnogenol® enthalten sind und wie sie im Körper wirken. Wir möchten hier zum besseren Verständnis kurz die Nährstoffkombination von Pycnogenol® erörtern. Wenn Sie daran nicht interessiert sind, können Sie dieses Kapitel einfach überspringen und bei Kapitel vier weiterlesen, in dem wir die Verbindung zwischen Pycnogenol® und der Knochengesundheit thematisieren.

In Kapitel eins haben wir aufgezeigt, dass Pycnogenol® eine präzise, komplexe Mischung aus Nährstoffen ist, die zu einer Klasse der Phytonährstoffen gehören, die als Bioflavonoide bezeichnet werden. Bioflavonoide werden grob als große Familie aus Tausenden pflanzlichen Verbindungen angesehen; bei vielen davon handelt es sich um pflanzliche Pigmente. Bioflavonoide (insbesondere Flavonoide wie z. B. Catechine) sind die häufigste Gruppe der Polyphenolverbindungen in der menschlichen Ernährung.

Wir zitierten Professor Jeffrey Blumberg, der Folgendes hervorhob: „Das Verständnis dafür, wie Polyphenole wie diese Bioflavonoide oxidativen Stress und Entzündungen reduzieren und so die Pathogenese chronischer Erkrankungen beeinflussen, bietet Chancen zur Verbesserung der Gesundheit und zur Entwicklung alternativer Therapiemöglichkeiten für eine alternde Bevölkerung.“ (siehe 1.) Nun möchten wir diese Mechanismen in Bezug auf Pycnogenol® näher betrachten.

Professor Rohdewald hatte bereits 85 % der Bestandteile in Pycnogenol® identifiziert und charakterisiert, als Dr. Passwater ihn 1993 in seinem Labor besuchte. Die Monographie „Maritime Pine Extract“ des US-amerikanischen Arzneibuchs beschreibt die Zusammensetzung von Pycnogenol® detailliert, da Pycnogenol® dem Standard des US-amerikanischen Arzneimittelbuchs entspricht. (siehe 2.) Alle in

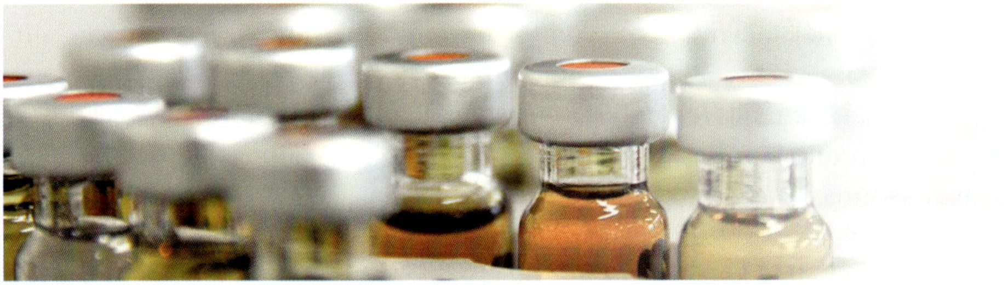

Pycnogenol® enthaltenen Substanzen sind auch in anderen Pflanzen zu finden, die seit Jahrhunderten in der menschlichen Ernährung zu finden sind. Die Hauptbestandteile sind natürliche Antioxidantien, sogenannte Procyanidine, die unter anderem auch in Nahrungsmitteln wie Hirse, Avocado, Erdbeeren und Bananen zu finden sind. Die Procyanidine selbst sind Verbindungen, die sich in Struktur und Kettenlänge unterscheiden, jedoch immer aus Catechin- und Epicatechineinheiten bestehen.

Procyanidine sind einzigartige Nährstoffe

Die Nährstoffe von Pycnogenol® haben verschiedene Molekülgrößen. Die mittleren bis großen Pycnogenol®-Moleküle, die Procyanidine, sind am wichtigsten. Procyanidine haben absolut nichts mit giftigem Zyanid zu tun. Der Name stammt von einem natürlichen Farbstoff, Cyanidin, dem Hauptbestandteil im wunderschönen Blau der Kornblume (*Centaurea cyanus*). Die Procyanidine produzieren eine tiefrote Farbe, wenn sie mit Säuren erhitzt werden. Viele bekannte Obst- und Beerensorten, zum Beispiel Äpfel, Weintrauben und Brombeeren, enthalten Procyanidine. Sie waren vom Beginn der Menschheitsgeschichte an ein Teil unserer täglichen Ernährung.

Die Procyanidine bilden Biopolymere, indem sich 2–12 oder noch weitere kleinere Moleküle (Monomere), Catechin und Epicatechin, verbinden. Moleküle von dieser Größe gelten im Allgemeinen nicht als Polymere; sie werden stattdessen als Oligomere („oligo“ bedeutet „wenige“) bezeichnet. Diese oligomeren Procyanidine sind die Hauptbestandteile von Pycnogenol®.

Pycnogenol® enthält außer Catechin und Epicatechin auch andere monomere Nährstoffe wie Taxifolin und Phenolcarbonsäuren. Diese verschiedenen monomeren Nährstoffe sind ebenfalls Teil unserer normalen täglichen Ernährung. Äpfel, Pflaumen, Kirschen und Aprikosen enthalten zum Beispiel p-Cumarsäure, Kaffeesäure und Ferulasäure, welche in kleinen Mengen auch in Pycnogenol® enthalten sind. Catechine sind unserem Körper auch aus schwarzem oder grünem Tee vertraut. Ein weiterer Bestandteil in Pycnogenol® ist das Flavonoid Taxifolin. Es ist in Grapefruits und Orangen enthalten. Diese verschiedenen monomeren Nährstoffe sind ebenfalls Antioxidantien und entzündungshemmende Substanzen, die den menschlichen Blutkreislauf positiv beeinflussen. Sie sind in geringen Mengen in Pycnogenol® enthalten.

Bioverfügbarkeit

Pycnogenol® ist einer der meistuntersuchten und bestdokumentierten Pflanzenextrakte der Welt; in den letzten Jahrzehnten wurden viele Details über den Stoffwechsel von Pycnogenol® im menschlichen Körper entdeckt. Genauere Informationen zum Wirkmechanismus von Pycnogenol® in unserem Organismus wurden in den Laboratorien der Universität Würzburg in Deutschland von Professor Högger erzielt.

Nach der Aufnahme von Pycnogenol® passieren alle Bestandteile unversehrt den Magen und gelangen in den Darm. Die kleinen Moleküle werden in den oberen Darmabschnitten absorbiert und im Blut freigesetzt.

Sie sind teilweise an die Proteine im Blutplasma gebunden und werden bis zu einem gewissen Grad durch Veresterung (Säuren reagieren mit den Alkoholgruppen) modifiziert. Innerhalb der ersten sechs Stunden werden die Monomere und Phenolsäuren mit dem Urin ausgeschieden. (siehe 3.)

Die größeren Moleküle in Pycnogenol® sind zu groß, um ganz absorbiert zu werden, doch unser Körper kann sie in kleinere Einheiten wie die Monomere aufspalten.

Die Monomere, größtenteils Epicatechin, Catechin und Taxifolin, können dann vom menschlichen Körper absorbiert werden oder sie werden von der Mikroflora im Darm in viele verschiedene Stoffwechselprodukte umgewandelt. Hier arbeitet unser Körper symbiotisch mit den Nährstoffen in Pycnogenol® zusammen, um noch nützlichere Substanzen herzustellen.

Die Entdeckung eines bestimmten Stoffwechselprodukts, das sich als Haupt-Stoffwechselprodukt von Pycnogenol® herausstellte (es wird vom Körper in kleinere Verbindungen aufgespalten), war besonders wichtig. Diese Entdeckung wurde im Rahmen von Untersuchungen in den Laboren von Professor Högger von der Universität Würzburg in Deutschland gemacht. Wir werden uns dieses spezifische Molekül einmal näher anschauen, um zu verstehen, warum und wie Pycnogenol® tatsächlich wirkt.

Der „aktive Wirkstoff" M1

Obwohl wir schon seit Jahrzehnten wussten, dass Pycnogenol® viele gesundheitliche Vorteile hatte, war bis zu diesen relativ neuen Erkenntnissen nicht genau klar, welche Verbindungen des komplexen Rindenextrakts der Seekiefer hauptsächlich für die dokumentierte biologische Wirkung verantwortlich waren.

Das Haupt-Stoffwechselprodukt von Pycnogenol® wird als M1 bezeichnet. Es ist ein Valerolacton und das interessanteste Stoffwechselprodukt, das aus Pycnogenol® erzeugt wird. (siehe 4.) Auch kleinere Stoffwechselprodukte konnten festgestellt werden, doch über die Struktur und Eigenschaften dieser Substanzen ist nach wie vor wenig bekannt.

M1 hemmt die Proteasen, welche bei einer Entzündung das Gewebe zerstören, wirksamer als Hydrocortison und Pycnogenol® selbst. (siehe 4.) Das bedeutet, dass M1 ein extrem aktives Stoffwechselprodukt ist. Außerdem vernichtet M1 schädliche freie Radikale effektiver als Vitamin C und Trolox, ein Vitamin E-Derivat. (siehe 4.) Die stark antioxidative Wirkung und die hemmende Wirkung auf verschiedene Matrix-Proteinasen (Enzyme, die Proteine zerstören) stehen im Einklang mit der berichteten entzündungshemmenden Wirkung von Pycnogenol®. Nach all diesen Studien können wir schließlich sagen, dass M1 eine aktive Form von Pycnogenol® ist. M1 ist kein Hauptbestandteil von Kiefernrinde oder Pycnogenol®. M1 wird im Körper in mehrstufigen Reaktionen durch Bakterien im unteren Teil des menschlichen Darmtrakts aus den Catechin-Einheiten der Procyanidine gebildet. Dann gelangt das M1 in die Blutbahn. Die Verdauung und Umwandlung von Procyanidinen in M1 benötigt einige Zeit, sodass das Stoffwechselprodukt M1 erst viel später in die Blutbahn gelangt als die monomeren Nährstoffe. M1 kann erst sechs Stunden nach der Einnahme von Pycnogenol® im Blut nachgewiesen werden, bleibt dann aber bis zu 24 Stunden lang in der Blutbahn. Die Ausscheidung von M1 geschieht hauptsächlich über den Urin. (siehe 5.)

In pharmakokinetischen Studien mit oralen Einzel- und Mehrfach-Pycnogenol®-Dosen (siehe 6.) wurden die kleinen Moleküle Catechin, Kaffeesäure, Ferulasäure und Taxifolin im Blutplasma menschlicher Freiwilliger nachgewiesen, jedoch nur in geringen Konzentrationen.

Nachdem M1 identifiziert worden war, fand man bei pharmakokinetischen Untersuchungen nach Gabe von Pycnogenol® das Stoffwechselprodukt M1 auch in menschlichen Plasma- und Urinproben. Der M1-Gehalt im Plasma war hoch genug, um Entzündungen verursachende Substanzen zu hemmen.

Daraufhin untersuchten die Wissenschaftler von der Universität Würzburg auch den Inhalt der Blutzellen. Sie fanden einen verbesserten Transportmechanismus, der zu einer erhöhten Aufnahme von M1 in die Endothelzellen, die Monozyten/Makrophagen und auch in die roten Blutkörperchen (Erythrozyten) führte. (siehe 7.) Heute wissen wir, dass M1 in den roten Blutkörperchen transportiert wird. Über diese Zellen kann das aktive Stoffwechselprodukt alle Organe unseres Körpers erreichen, auch das Gehirn.

An welchen Stellen in Ihrem Körper wirkt Pycnogenol®?

Pycnogenol® wirkt nicht nur in einem spezifischen Zielorgan. Es wird als Stoffwechselprodukt in den roten Blutkörperchen in alle Organe transportiert, vom Gehirn bis in die Fußgelenke. Wegen seiner vielseitigen entzündungshemmenden Eigenschaften und seiner vielfältigen Wirkungen auf die Blutgefäße hat es in vielen Organen positive Effekte.

Wie wirkt Pycnogenol®?

Die gesundheitlichen Vorteile von Pycnogenol® wurden in den letzten Jahrzehnten ausführlich untersucht und überprüft. (siehe 8.) Die vielen Wirkungen können durch Wirkungsmechanismen erklärt werden, die verschiedene Organe oder Funktionen auf dieselbe Weise beeinflussen kann. Das Verständnis der Wirkungsweise von Pycnogenol® erklärt, warum und wie Pycnogenol® wirkt und was für gesundheitliche Vorteile sich daraus ergeben.

Pycnogenol® wirkt entzündungshemmend

Bevor wir selbst etwas über den gesundheitlichen Nutzen von Pycnogenol® wussten, wurde es in mehreren Ländern in Europa als Nährstoffextrakt genutzt, um Entzündungen einzudämmen. Die entzündungshemmende Wirkung von Pycnogenol® war der ursprüngliche Grund, warum Professor Rohdewald 1983 begann, sich für Pycnogenol® zu interessieren. Pycnogenol® war auch populär, als Hilfe zur Linderung, der Symptome bei saisonalen Allergien (wie Heuschnupfen).

Wenn eine überempfindliche Person mit einem Allergen in Kontakt kommt, schüttet der Körper Histamine aus, um das Allergen zu bekämpfen. Die Ausschüttung von Histaminen löst die üblichen Allergiesymptome aus: *Entzündung,* Niesen, laufende Nase und juckende Augen. Die Bioflavonoide im Pycnogenol® hemmen die *Ausschüttung* von Histaminen durch bestimmte Körperzellen (Mastzellen). In Kapitel acht werden wir näher erörtern, welches Potenzial Pycnogenol® als Antiallergikum hat.

In Kapitel zwei hatten wir kurz die Rolle von chronischen Entzündungen bei Herzerkrankungen angesprochen. Nun wollen wir auch andere gesundheitliche Probleme unter diesem Gesichtspunkt betrachten.

Chronisch-systemische Entzündungen

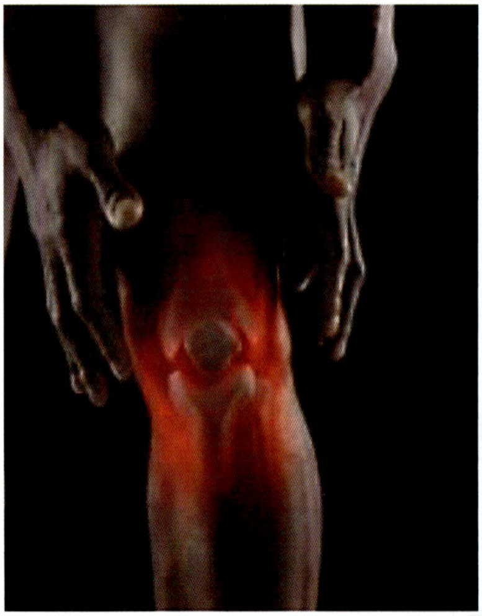

Wenn Sie fallen und sich das Knie aufschlagen und die Wunde nicht gründlich reinigen, dann entzündet sie sich. Siewird rot, schwillt an, wird warm und tut weh. Die Entzündung um die Verletzung herum ist nun sichtbar und unangenehm, so dass sie sich um die Wunde kümmern müssen, um die Entzündung zu begrenzen und die Heilung zu beschleunigt. So etwas wird als akute Entzündung bezeichnet, und sie führt zur Heilung des Gewebes.

Bei einer solchen Verletzung an der Körperoberfläche ist es einfach, den Grund und die betroffene Stelle zu identifizieren und eine entsprechende Behandlung einzuleiten. Wenn die Verletzung sich aber im Inneren des Körpers befindet und keine Symptome zeigt, kann sie zu einer chronischen Entzündung führen, die häufig als *stille systemische Entzündung* bezeichnet wird. Wir sehen und fühlen sie nicht, bis sie unsere Gesundheit beeinträchtigt. Chronisch-systemische Entzündungen können unter anderem die folgenden Ursachen haben: Übergewicht, Infektionen, Parodontose, Umweltgifte, Medikamente, Tabak, Autoimmunerkrankungen und eine schädliche Lebensweise. Wenn irgendeine der genannten Ursachen zutrifft, kommt es häufig zu Gefäßschäden und Erkrankungen. Daher werden solche Entzündungen auch als ‚stille Mörder' oder ‚heimliche Killer' bezeichnet.

Stille chronisch-systemische Entzündungen werden nun auch mit Übergewicht in Verbindung gebracht. Bei übergewichtigen Menschen werden die Fettzellen riesig. Für den Organismus sind diese gigantischen Zellen Eindringlinge, und er versucht, sie mit entzündungsfördernden Substanzen zu bekämpfen. Das ist größtenteils vergeblich, da wir mit Messer und Gabel stets Nachschub für immer größere Fettreserven zur Verfügung stellen. So wehrt sich der Körper weiter, und es kommt zu einer chronischen Entzündung. Die stille chronische Entzündung ist nicht schmerzhaft, aber die Entzündungsmarker sind im Blut nachweisbar. Stille Entzündungen sind eine wichtige Ursache für viele altersabhängige Erkrankungen.

Entzündungen sind die grundlegende Ursache für viele Erkrankungen

Wenn man verstehen möchte, warum Pycnogenol® so erfolgreich die Symptome scheinbar sehr unterschiedlicher Erkrankungen lindern kann, ist es hilfreich, dessen starke entzündungshemmende Wirkung zu kennen. Arthritis, Endometriose, Asthma, Zahnfleischentzündung, das metabolische Syndrom ... Bei jeder dieser Erkrankungen spielen Entzündungen eine Rolle. Es ist daher kein Wunder, dass ein Extrakt mit hervorragenden entzündungshemmenden Eigenschaften in der Lage ist, so unterschiedliche Erkrankungen zu bekämpfen. Die diversen Erkrankungen unterscheiden sich lediglich in der Lokalisierung der Entzündung, während der zugrunde liegende Mechanismus jedes Mal derselbe ist.

Die entzündungshemmende Wirkung von Pycnogenol® und seiner Stoffwechselprodukte

Pycnogenol® und seine Stoffwechselprodukte können Entzündungen sofort bekämpfen. Experimente an Zellkulturen haben gezeigt, dass Pycnogenol® die Ausschüttung vieler Entzündungsmarker hemmt, sobald es der Zellkultur hinzugefügt wird. Diese Studien an Zellkulturen sind allerdings nicht besonders realitätsnahe. Bevor Pycnogenol® in unseren Körperzellen ankommt, muss es im Darmtrakt resorbiert werden. Im Darm werden die Bestandteile von Pycnogenol® umgewandelt (aufgetrennt und umgewandelt). Dann werden sie resorbiert und gelangen in die Blutbahn. Daher sind die Zellen in unserem Körper nach der Einnahme von Pycnogenol® einer anderen Molekülkombination ausgesetzt als eine Zellkultur, der reines (unverdautes) Pycnogenol® zugesetzt wurde.

Entzündungshemmende Reaktionen nach der Einnahme von Pycnogenol®

Nach der oralen Einnahme von Pycnogenol® werden verschiedene im Pycnogenol® enthaltene Moleküle vom Darm resorbiert, sodass sie in die Blutbahn gelangen. Die Eigenschaften weißer Blutkörperchen im Blut wurden vor und nach der Einnahme von Pycnogenol® verglichen. Mithilfe dieser gut konzipierter Studien konnte in Würzburg nachgewiesen werden, dass das Blut nach der Einnahme von Pycnogenol® die Ausschüttung der wichtigsten Entzündungsauslöser hemmen kann. (siehe 3.) Das wichtigste Ergebnis war, dass die stimulierten weißen Blutkörperchen weniger NF-κB ausschütteten. Der spezifische Transkriptionsfaktor Kappa B (NF-κB) steuert die Freisetzung vieler Entzündungen verursachender Moleküle; er ist der Hauptschalter für Entzündungen.

Von NF-κB ausgelöste entzündliche Komponenten, die durch Pycnogenol® gehemmt werden können.
(siehe 3. und 4.)

Cyclooxygenasen (COX) 1 und 2
TNF-α
Interleukine
Prostaglandin-E2
C-Reaktives Protein (CRP)
Matrix-Metalloproteasen (MMPs), z. B. Elastase und Kollagenase

Pycnogenol® hilft, verschiedenen chronisch-entzündlichen Erkrankungen entgegenzuwirken, indem es die Aktivität von NF-κB einschränkt. Eine weitere gute Nachricht ist, dass Pycnogenol® noch einen weiteren positiven Effekt auf die Kontrolle von Entzündungen hat: seine Wirkungen gegen freie Radikale, sie sind ebenfalls wichtig, um Entzündungen zu bekämpfen.

Die Hemmung der freien Radikale

Pycnogenol® kann die Entzündungen verursachenden Bestandteile im Blut erheblich reduzieren. Außerdem reduziert es die Anzahl der überflüssigen freien Radikale im Blut deutlich. Beides ist sehr wichtig für die Gesundheit. Während es die entzündungshemmende Wirkung war, die 1983 Professor Rohdewalds Interesse an Pycnogenol® weckte, entzündete sich das Interesse von Dr. Passwater an den erstaunlichen antioxidativen Eigenschaften und der hervorragenden Wirkung gegen freie Radikale 1991. Dr. Passwater war der erste Wissenschaftler, der *antioxidative Nährstoffe* und deren Synergien an Versuchstieren untersuchte. (siehe 8.–10.)

Pycnogenol® bekämpft die meisten Arten freier Radikaler (reaktive Sauerstoffverbindungen, ROS, und reaktive Stickstoffverbindungen, RNS) und unterstützt die Produktion antioxidativer Enzyme. Freie Radikale können den meisten anderen Verbindungen in unserem Körper ein Elektron entreißen, um ihre eigene Elektronenanzahl zu komplettieren. Damit schädigen sie jedoch die anderen Verbindung. Jede Zelle im Körper (und er besteht aus Milliarden Zellen) erleidet täglich schätzungsweise 10.000 „Angriffe“ durch freie Radikale. Wie viel Schaden die freien Radikale anrichten, hängt davon ab, wie gut die jeweilige Zelle durch Antioxidantien geschützt wird.

Freie Radikale können die grundlegenden Bestandteile des Körpers angreifen: sie können unsere DNA, Lipide und Proteine oxidieren. Freie Radikale werden größtenteils innerhalb unseres Körpers produziert. Über Umweltfaktoren, wie schlechte Ernährung, Schwermetalle enthaltende Schadstoffe, Toxine, Zigarettenrauch, Ozon usw. greifen sie aber auch von außen an. Auch kurzwellige Strahlung oder UV-Licht kann zur Bildung von freien Radikalen in unserer Haut führen.

Pycnogenol® und oxidativer Stress

Oxidationsstress entsteht, wenn beim Stoffwechselprozess zu viele freie Radikale in einer Zelle produziert werden und der Körper diese nicht unschädlich machen kann.

Laut der „Theorie des Alterns durch freie Radikale“, die Professor Denham Harman 1952 aufstellte, verkürzt sich die Lebenserwartung von Organismen, wenn zu viele freie Radikale vorhanden sind. Die Lebenserwartung wird durch viele Faktoren beeinflusst; es wird jedoch weithin anerkannt, dass zu viel „oxidativer Stress“ schädlich ist. Freie Radikale sind in jeder Zelle unseres Körpers vorhanden, und sie können daher überall im Körper angreifen. Freie Radikale spielen bei vielen der bereits genannten, nicht durch Krankheitserreger ausgelösten Erkrankungen eine Rolle.

Die Bestandteile von Pycnogenol®, besonders die Procyanidine und Stoffwechselprodukte wie M1, sind extrem effektiv in der Bekämpfung von freien Radikalen.

Die meisten Moleküle in Pycnogenol® können je Molekül mehrere freie Radikale binden. Das ist möglich, weil die Procyanidine mehr als eine reaktive Gruppe enthalten. Sie können ihre Fähigkeit zur Bekämpfung freier Radikale auch wiederherstellen, indem sie ihre interne Struktur anpassen. (siehe 11.)

Viele Untersuchungen, angefangen bei Reaktionstests im Reagenzglas, haben die starke Wirksamkeit von Pycnogenol® bei der Bekämpfung der gefährlichsten freien Radikale bewiesen.

Die antioxidativen Eigenschaften von Pycnogenol® schützen Lipide, DNA und Nervenzellen

Lipide sind wichtig, weil sie ein Bestandteil unserer Zellmembranen und der Schutzschichten um unsere Nerven sind. Die Oxidation von Lipiden kann daher unsere Nerven schädigen.

Vitamin C und E sind Antioxidantien, die häufig in unserer Ernährung zu finden sind. Pycnogenol® hat stärkere antioxidative Eigenschaften als Vitamin C und ist aktiver ist als Vitamin E oder Traubenkernextrakt. Weitere Informationen hierzu sind in Kapitel fünfzehn, „Verabreichung von Pycnogenol® als Nahrungsergänzung“, zu finden.

Studien an freiwilligen Probanden und Patienten in Australien und der Schweiz haben ergeben, dass Pycnogenol® Lipide nicht nur im Laborversuch vor freien Radikalen schützt. Pycnogenol® hemmt die Oxidation ungesättigter Fettsäuren, die die menschlichen Nervenbahnen umgeben. (siehe 12., 13.)

Die Inaktivierung freier Radikale trägt zur Erhaltung der Gesundheit bei. Wichtig ist die Vernichtung freier Radikale allerdings, wenn es um die DNA geht. Dass die DNA vor Schäden durch aggressive freie Radikale geschützt wird, konnte an hyperaktiven Kindern nachgewiesen werden. (siehe 14.) Durch die Nahrungsergänzung mit Pycnogenol® konnten DNA-Schäden bei hyperaktiven Kindern reduziert werden. Hyperaktive Kinder setzen sich durch ihre extreme Aktivität oxidativem Stress aus.

Freie Radikale im Gleichgewicht halten

Freie Radikale sind nicht ausschließlich schädlich. Sie dienen als Signale und werden lokal produziert, um Eindringlinge zu bekämpfen. Sie werden bei der Atmung und auch bei der Verdauung üppiger Mahlzeiten produziert. Solange diese freien Radikale im Gleichgewicht mit den antioxidativen Substanzen im Körper sind, sind sie nicht gefährlich. Doch es ist wie in der Politik: zu viele freie Radikale sind gefährlich für den Organismus. Die tägliche Einnahme von Pycnogenol® hilft, diese Balance aufrecht zu erhalten.

Dabei ist es wichtig, zu betonen, dass Pycnogenol® nicht nur freie Radikale bindet, sondern auch die zelleigene Abwehr gegen Antioxidantien stärkt. (siehe 15.)

Unsere Zellen haben sowohl ein enzymatisches als auch ein nicht enzymatisches System zur Bekämpfung freier Radikale. Das enzymatische System zur Bekämpfung freier Radikale besteht unter anderem aus Katalase und Superoxid-dismutase (SOD). Das nicht enzymatische System zur Bekämpfung freier Radikale besteht aus einigen Vitaminen und auch einigen Nährstoffen, die keine Vitamine sind. Zu den wasserlöslichen Vitaminen gehören Vitamin C und Folsäure. Vitamin E ist ein fettlösliches Antioxidans. Weitere antioxidative Nährstoffe sind zum Beispiel das Coenzym Q10 und das Tripeptid Glutathion.

Eine wichtige Erkenntnis ist, dass Pycnogenol® die antioxidative Leistung der Zellen mehr als verdoppelt, da Pycnogenol® die Synthese mehrerer Antioxidantien wie SOD, Katalase und Glutathion stimuliert. (siehe 15.)

Die Einnahme von Pycnogenol® erhöhte in vielen verschiedenen Tests die antioxidative Leistung des menschlichen Blutes. Für unseren Alltag sind vor allem die Ergebnisse von Untersuchungen entscheidend, bei denen Blut von freiwilligen Probanden nach Gabe von Pycnogenol® analysiert wurde.

Die antioxidative Leistung des menschlichen Blutes kann auf vielen verschiedenen Wegen ermittelt werden. Mithilfe dieser Methoden wurde im Rahmen mehrerer klinischer Studien nachgewiesen, dass Pycnogenol® den antioxidativen Blutstatus bei gesunden, menschlichen Probanden verbessert.

Nach der sechswöchigen Einnahme von Pycnogenol® wurde die antioxidative Leistung des Plasmas (Oxygen Radical Absorbance Capacity, ORAC) bei 25 gesunden, übergewichtigen amerikanischen Patienten um 40 % erhöht. (siehe 16.)

Studien mit einem Absorptionssystem für freie Radikale (Free Radical Absorption System, FRAS) haben im Rahmen von Studien an der Universität Chiety-Pescara in Italien eine drastische Verringerung des oxidativen Stresses ergeben – bei Studenten (siehe 17.), Senioren (siehe 18.), Sportlern (siehe 19.) und bei Frauen in den Wechseljahren (siehe 20.).

Im Rahmen einer weiteren Studie wurde die antioxidative Gesamtleistung (Total Antioxidant Capacity, TAS) bei 80 taiwanesischen Frauen nach 6-monatiger Pycnogenol®-Ergänzung um 11 % erhöht. (siehe 21.)

Gegenüber der Placebo-Gruppe wurde bei 78 Rauchern, die über acht Wochen 50 mg Pycnogenol® eingenommen hatten, eine relative Erhöhung des biologischen Antioxidanspotenzials (Biological Antioxidant Potenzial, BAP) um 38 % festgestellt. (siehe 22.)

Trotz der verschiedenen Messmethoden belegen alle diese Ergebnisse eindeutig, dass das menschliche Blut nach der regelmäßigen Einnahme von Pycnogenol® wesentlich besser und auch mehr freie Radikale binden kann.

Was Antioxidantien vernichtet: Stress, Alkohol, Zigaretten, Arzneimittel

Ständige körperliche Anstrengungen (Belastung), Stress, Alkohol und Nikotin, sowie viele Erkrankungen erhöhen den Bedarf für Antioxidantien im Körper stark. Raucher leiden unter außerordentlich starkem oxidativem Stress.

Pycnogenol®: Ein effektiver Entzündungshemmer und starkes Antioxidans

Wir hoffen, dass die vorangegangene Erörterung der grundlegenden biochemischen Details Ihnen hilft, die vielen Vorteile für Ihre Gesundheit zu verstehen, die Pycnogenol® bietet. Wir haben versucht, die Grundlagen ohne allzu umfangreiche Ausführungen zur Biochemie zu erläutern. Kurz gesagt: Pycnogenol® ist ein effektiver Entzündungshemmer und wirksames Antioxidans. Wie wir in Kapitel zwei gezeigt haben, hat es auch andere vorteilhafte Wirkungen. Diese Eigenschaften verstärken sich auch gegenseitig, und sie sind für die meisten gesundheitlichen Vorteile verantwortlich, die Pycnogenol® bietet. In Kapitel vier möchten wir nun die Bedeutung von Pycnogenol® für die Knochen- und Gelenkgesundheit erörtern.

Quellenverzeichnis zu Kapitel drei

1. BlumbergJ,http://sackler.tufts.edu/Faculty-and-Research/Faculty-Profiles/Jeffrey-Blumberg-Profile vom 21.04.2014

2. US Pharmacopoea Edition 37 NF 32, Supplements

3. Grosse-Düweler K, Rohdewald P. Urinary metabolites of French maritime pine bark extract in humans. Pharmazie 55: 364–368, 2000

4. Grimm T, Chovanova Z, Muchova J, et al. Inhibition of NF-kappaB activation and MMP-9 secretion by plasma of human volunteers after ingestion of maritime pine bark extract (Pycnogenol®). J Inflamm 3: 1–6, 2006

5. Grimm T, Schäfer A, Högger P. Antioxidant activity and inhibition of matrix metalloproteinases by metabolites of maritime pine bark extract (Pycnogenol®). J Free Radic Biol Med 36: 811–822, 2004

6. Grimm T, Skrabala R, Chovanova Z, et al. Single and multiple dose pharamcokinetics of maritime pine bark extract (Pycnogenol®) after oral administration to healthy volunteers. BMC Clin Pharmacol 6: 4, 2006

7. Kurlbaum M, Mülek M, Högger P. Facilitated Uptake of a Bioactive Metabolite of Maritime Pine Bark Extract (Pycnogenol®) into Human Erythrocytes. PLoS ONE 8:e63197, 2013

8. Rohdewald P. Pycnogenol®, French Maritime Pine Bark Extract. Encyclopedia of Dietary Supplements; Ed. Marcel Dekker, digitaler Verlag, 545–553, 2005. Anon. Chem & Eng. News 48:17 (26.10. 1970)

9. Passwater, R. A. und Welker, P. Human Aging Research Amer. Lab 3(4) 36–40 (1971)

10. Passwater, R. & Olson, D. US Pat 6, 090,414.

11. Bors W, Michel C, Stettmaier K. Electron paramagnetic resonance studies of radical species of proanthocyanidins and gallate esters. Arch Biochem Biophys 374: 347–355, 2000

12. Enseleit F, Sudano I, Periat D, et al. Effects of Pycnogenol® on endothelial function in patients with stable coronary artery disease: a double-blind, randomized, placebo-controlled, cross-over study. Eur Heart J 33: 1589–1597, 2012

13. Ryan J, Croft K, Wesnes K, Stough C. An examination of the effects of the antioxidant Pycnogenol® on cognitive performance, serum lipid profile, endocrinological and oxidative stress biomarkers in an elderly population. J Psychopharmacol 22: 553–562, 2008

14. Chovanova Z, Muchova J, Sivonova M, et al. Effect of polyphenolic extract, Pycnogenol®, on the level of 8-oxoguanine in children suffering from attention deficit/hyperactivity disorder. Free Radic Res 40: 1003–1010, 2006

15. Nelson AB, Lau BHS, Ide N, Rong Y. Pycnogenol® inhibits macrophage oxidative burst, lipoprotein oxidation and hydroxyl radical-induced DNA damage. Drug Dev Ind Pharm 24: 139–144, 1998

16. Devaraj S, Vega-López S, Kaul N, et al. Supplementation with a pine bark extract rich in polyphenols increases plasma antioxidant capacity and alters plasma lipoprotein profile. Lipids 37: 931–934, 2002

17. Luzzi R, Belcaro G, Zulli C, et al. Pycnogenol® supplementation improves cognitive function, attention and mental performance in students. Panminerva Med 53: 75–82, 2011

18. Belcaro G, Luzzi R, Dugall M, Ippolito E. Pycnogenol® improves cognitive function, attention, mental performance and specific professional skills in healthy professionals age 35–55. Minerva Med, 2014, eingereicht

19. Vinciguerra G, Belcaro G, Bonanni E, et al. Evaluation of the effects of supplementation with Pycnogenol® on fitness in normal subjects with the Army Physical Fitness Test and in performances of athletes in the 100-minute triathlon. J Sports Med Phys Fitness 53: 644–654, 2013

20. Errichi S, Bottari A, Belcaro G, et al. Supplementation with Pycnogenol® improves signs and symptoms of menopausal transition. Panminerva Med 53: 65–70, 2011

21. Yang H-M, Liao M-F, Zhu SY, et al. A randomized, double-blind, placebo-controlled trial on the effect of Pycnogenol® on the climacteric syndrome in peri-menopausal women. Acta Obstet Gynecol Scand 86: 978–985, 2007

22. Belcaro G, Hu S, Cesarone MR, et al. A controlled study shows daily intake of 50 mg of French Pine Bark Extract (Pycnogenol®) lowers plasma reactive oxygen metabolites in healthy smokers. Minerva Med 104: 439–446, 2013

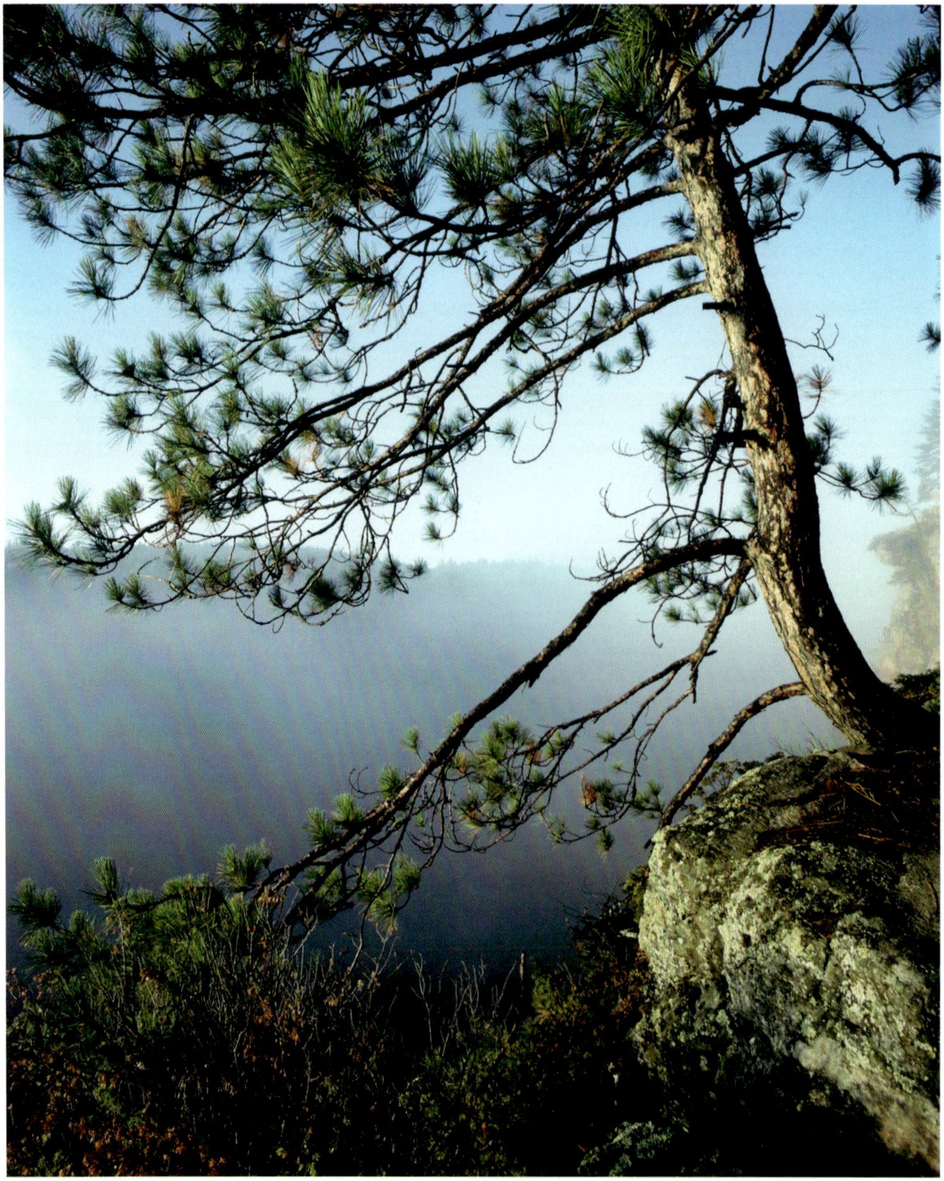

Kapitel vier | Gesunde Knochen und Gelenke

Die vielleicht interessanteste Entdeckung zu Pycnogenol®, die wir in den letzten Jahrzehnten gemacht haben, ist, dass wir unglaublich viel von denjenigen lernen können, die Pycnogenol® bereits als Nahrungsergänzungsmittel nutzen. Viele Menschen nehmen Pycnogenol®, um einen bestimmten gesundheitlichen Nutzen zu erzielen und bemerken dann, dass sich auch andere Gesundheitsaspekte verbessern. Wir erhalten ständig Berichte von solchen positiven Überraschungen und werden gebeten, diese zu erklären.

Solche „Hinweise" beschäftigen Professor Rohdewald ständig damit, zu verifizieren, ob tatsächlich Pycnogenol® für diese unerwarteten gesundheitlichen Vorteile verantwortlich ist. Zusätzlich zu seinem Grundlagenforschungsprogramm, das die biochemischen Parameter und Mechanismen der bereits bekannten gesundheitlichen Vorteile aufdecken soll, erschließt sich mit jedem dieser Hinweise eine weiterer, vielversprechender Nutzen für die Gesundheit, der erforscht werden will. Professor Rohdewalds Forschungen sollten hauptsächlich die Stoffwechselwege und -mechanismen der verschiedenen Nährstoffe in Pycnogenol® aufdecken und klären, wie sie helfen, das biochemische Gleichgewicht des Körpers zu erhalten. Die Resultate sind natürlich sehr wichtig, doch die Forscher wollen noch mehr erfahren. Wie stimuliert Pycnogenol® Gene dazu, die richtigen Mengen der benötigten Verbindungen zu produzieren und wie hält Pycnogenol® sie durch die Neutralisierung von freien Radikalen und das Hemmen von Entzündungen im gewünschten Bereich?

Ein Beispiel ist die Gesundheit der Knochen und Gelenke. Klinische Studien haben bewiesen, dass Pycnogenol® hilft, die Knochen- und Gelenkgesundheit zu verbessern, doch bis vor kurzem war nicht klar, welcher Mechanismus das ermöglicht.

Verschleiß führt zu Gelenkschmerzen

Unsere Gelenke verschleißen mit der Zeit, und mit zunehmendem Alter wird die schützende Schicht aus Knorpelgewebe langsam dünner. Wenn der Verschleiß des Knorpelgewebes weit genug fortgeschritten ist, wird das Gelenkgewebe geschädigt. Das Gewebetrauma führt dann zu einer lokalen Entzündung. Die Folge sind Bewegungseinschränkungen und vor allem Schmerzen. Entzündungszellen beschleunigen die Degeneration der Gelenke, indem sie reaktive Sauerstoffspezies („oxidativer Burst"), entzündungsfördernde Zytokine und degenerative Enzyme ausschütten. Parallel zu diesem Prozess verstärken sich die Schmerzen, die ohne Behandlung unerträglich werden können.

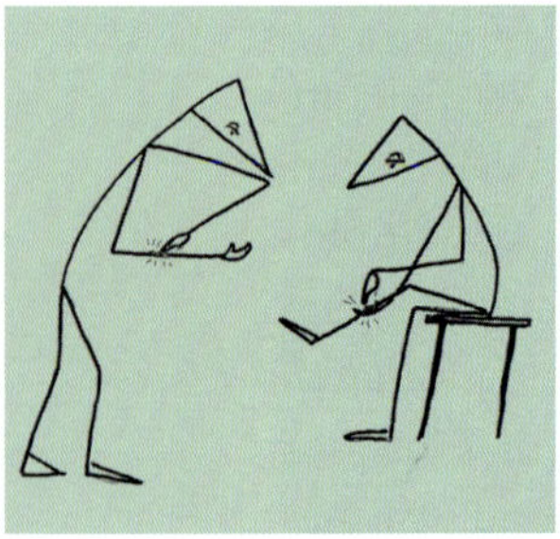

Menschen aller Altersgruppen können Gelenkschmerzen haben, doch besonders häufig sind Sportler und Senioren betroffen. Die Mehrheit aller Personen über 65 hat Schmerzen in den Gelenken. Ihre Gelenke werden unbrauchbar. Meist sind die Knie und die Hüftgelenke, sowie die Fingergelenke und die Wirbelsäule betroffen. Üblicherweise entstehen die Schäden, weil der Körper den Verschleiß nicht mehr kompensieren kann. Dieser problematische Zustand kann zu Arthrose, also zur Entzündung der Gelenke, führen. Dabei sind nicht nur die Schmerzen ein großes Problem: die allgemeine Mobilität wird durch die Gelenksteifheit und das Reibungsgefühl bei Bewegungen eingeschränkt. Das beeinträchtigt die Beziehungen mit der Familie, mit Freunden und mit der ganzen Gemeinschaft. Manche Menschen wollen in dieser Situation lieber zu Hause bleiben, statt sich zu bewegen.

Gelenkschmerzen entwickeln sich meist langsam, und die meisten von uns werden im Alter mit solchen Schmerzen zu kämpfen haben. Ab und zu schmerzende Gelenke werden mithilfe von Schmerztabletten behandelt, doch mit der Zeit werden immer mehr Schmerzmittel nötig. Leider können zu viele Schmerztabletten über einen längeren Zeitraum unerwünschte Nebenwirkungen hervorrufen.

Knorpel

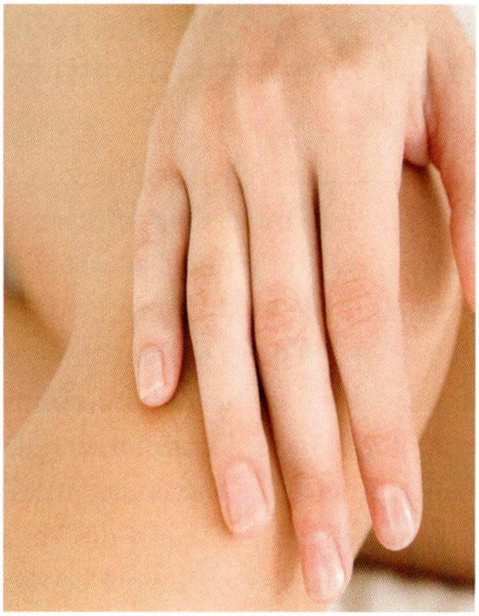

Die Gelenke zwischen den Knochen werden durch flexibles Verbindungsgewebe, das sogenannte Knorpelgewebe, abgepolstert. Gesundes Knorpelgewebe enthält reichlich Kollagen, Protein und Wasser, sodass es nicht so hart und starr wie Knochen ist, aber steifer und weniger flexibel als Muskeln. Pycnogenol® hilft, das Knorpelgewebe zu ernähren, indem es die Produktion von Kollagen und Hyaluronsäure stimuliert. (siehe 1.)

Der Alterungsprozess des Knorpelgewebes verursacht die Probleme. Je älter der Knorpel ist, desto weniger Wasser enthält er. Und je dünner der Knorpel ist, desto geringer ist seine Elastizität. Schließlich funktioniert das Knorpelgewebe nicht mehr als „Schmiermittel" oder „Poster". Es kann den direkten Kontakt der Knochen in dem Gelenk nicht mehr verhindern. Dann reibt ein Knochenende gegen das andere, das Knochengewebe wird geschädigt und die Entzündungsprozesse nehmen ihren Lauf. Der NF-κB-Hauptschalter, den wir im letzten Kapitel erörtert haben, ist von zentraler Bedeutung. Er entscheidet, ob Immunzellen eingesetzt werden, um beschädigtes Gewebe, beispielsweise beschädigten Knorpel, zu heilen.

Klinische Studien an Menschen haben ergeben, dass Entzündungszellen mit Pycnogenol® weniger Enzyme freisetzen, die das Knorpelgewebe schädigen. Außerdem werden auch weniger für die Schmerzen verantwortliche COX-Enzyme ausgeschüttet. So wird das Knorpelgewebe weniger durch „Eigenbeschuss" von Immunzellen belastet und es kann sich erholen und heilen. Für diesen Prozess sind natürlich Zeit und Schmerzlinderung notwendig. Man muss etwas Geduld aufbringen, bis die Flexibilität durch Pycnogenol® erhöht wird.

Pycnogenol® unterscheidet sich von verschreibungspflichtigen Gelenkmedikamenten

Je stärker die Gelenkschmerzen werden, desto mehr verlassen sich die Patienten auf Schmerzmittel. Die wirksamsten Medikamente sind COX-2-spezifische Inhibitoren. Diese können aber leider nicht dauerhaft eingenommen werden, da sie ernsthafte Nebenwirkungen für das Herz-Kreislaufsystem haben können. Pycnogenol® als Nahrungsergänzungsmittel soll keine Schmerzmittel ersetzen, es wirkt anders als diese. Bei Schmerzmitteln ist innerhalb von 30–60 Minuten eine deutliche Linderung der Schmerzen zu erwarten. Abgesehen von der Schmerzlinderung heilen Analgetika (Schmerzmittel) allerdings nicht. Im Gegenteil: das verminderte Schmerzempfinden kann die Patienten dazu veranlassen, ihre Gelenke zu sehr zu beanspruchen, was zu einer stärkeren Abhängigkeit von Schmerzmitteln führt.

Die langfristige Einnahme von Paracetamol (kann zu einer sinkenden Konzentration des wichtigen Antioxidans Glutathion führen) und Aspirin oder Diclophenac hat häufig unerwünschte Nebenwirkungen. Die Möglichkeit, die Medikamente auszuschleichen und stattdessen einen gesunden Nährstoff einzunehmen hat daher gleich zwei Vorteile. Wegen seiner geringen Nebenwirkungen und der vielfältigen entzündungshemmenden Eigenschaften ist Pycnogenol® eine exzellente Zusatztherapie bei Gelenkschmerzen.

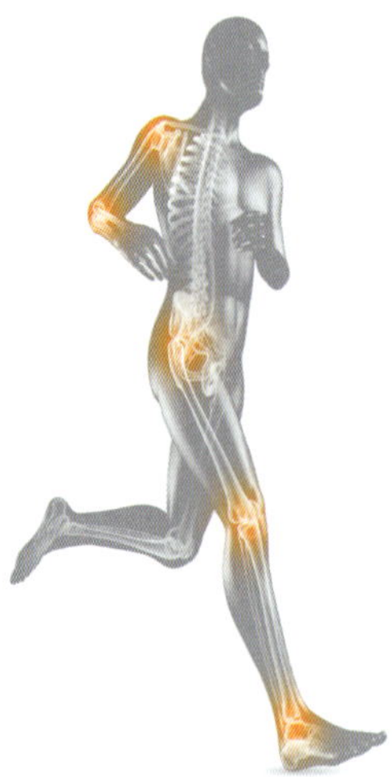

Es kann zwar einige Wochen dauern, bis Pycnogenol® zu einer merklichen Linderung der Schmerzen führt, aber in diesem Fall kommt die Schmerzlinderung von der tatsächlichen Verbesserung der Knorpelgesundheit. Pycnogenol® wirkt direkt auf die bestehenden Entzündungsprozesse im Gelenk und beruhigt die Immunzellen, damit diese den „Eigenbeschuss" des Knorpelgewebes beenden. Das ist die Voraussetzung dafür, dass sich der Knorpel erholen kann, und dieser Prozess braucht Zeit. Die drei klinischen Studien, die bisher mit Pycnogenol® durchgeführt wurden, haben gezeigt, dass die Patienten mit der Zeit immer weniger Schmerzmittel benötigen, um mit ihren arthrotischen Gelenken zu leben. Die aktuellste Studie ergab sogar, dass die Patienten auch wesentlich weniger Magenprobleme hatten, die durch die dauerhafte Einnahme von Schmerzmitteln verursacht worden waren.

Iranische Studie

Bei einer klinischen Doppelblindstudie im Iran erhielten 37 Patienten mit Arthrose entweder ein Placebo (eine unwirksame Pille) oder 150 mg Pycnogenol®. (siehe 2.) Bei einer Doppelblindstudie wissen weder die Forscher noch die Probanden, ob es sich jeweils um ein Placebo oder um das tatsächliche Mittel handelt. So wird die Befangenheit aller an der Studie beteiligten Personen reduziert. In der Studie berichteten die Patienten monatlich von der Einnahme der „Schmerzmittel" und von ihren Symptomen. Die Patienten in der Placebo-Gruppe benötigten häufiger Schmerzmittel als vorher, wobei sich die Dosis während des Behandlungszeitraums erhöhte. Die Pycnogenol®-Gruppe dagegen kam mit immer weniger Schmerzmitteln aus. Trotz der vermehrten Verwendung von entzündungshemmenden Medikamenten verzeichnete die Placebo-Gruppe keine nennenswerte Linderung der Symptome. Die Teilnehmer in der Pycnogenol®-Gruppe berichteten dagegen von einem dauerhaften Rückgang der Symptome. Am Ende des dritten Monats hatten sie 43 % weniger Schmerzen, 35 % weniger Steifheit und die Gelenkfunktion hatte sich um 52 % verbessert. Wenn man in Betracht zieht, wie wenig Schmerzmittel diese Gruppe einnahm, sind die Ergebnisse dieser ersten Studie sehr vielversprechend.

Slowakische Studie

In der nächsten Studie wurden 100 Patienten mit leichter Arthrose in eine Doppelblind-Untersuchung mit Placebo-Kontrollgruppe einbezogen. Die Studie wurde in einer orthopädischen Abteilung in der Slowakei durchgeführt. (siehe 3.) Die Ergebnisse stimmten vollständig mit der iranischen Studie überein: Die Patienten in der Pycnogenol®-Gruppe benötigten weniger Zusatzmedikamente, und im Vergleich zum Beginn der Studie und zur Placebo-Gruppe wurden die Arthrose-Symptome

Tabelle 4.1: Veränderung der Arthrose-Bewertungen (WOMAC)

Symptome und Funktionen	Pycnogenol®-Gruppe		Placebo-Gruppe	
	Anfangswert	3 Monate	Anfangswert	3 Monate
Schmerzen beim Gehen	3,3	2,1	3,0	3,0
Schmerzen beim Treppensteigen	3,2	1,2	3,3	3,1
Schmerzen beim Tragen von Gewichten	4,2	2,2	4,1	3,6
Morgendliche Steifheit	3,4	2,1	3,3	3,6
Steifheit am Tag	3,2	1,1	3,4	3,1
Hinabsteigen von Treppen	3,3	1,4	3,1	2,5
Treppab gehen	3,2	0,5	3,3	2,6
Aufstehen aus dem Sitzen	3,1	0,8	3,0	3,1
Aus dem Auto aussteigen	4,0	1,2	3,8	3,0
Socken anziehen	3,6	2,1	3,4	3,2
Aus dem Bett aufstehen	3,5	2,2	3,2	3,0
Auf die Toilette setzen/ von der Toilette aufstehen	3,8	2,1	3,5	3,0
Schwere Hausarbeit	3,8	2,0	3,2	2,8
Leichte Hausarbeit	3,6	1,1	3,5	3,0
Freizeitaktivitäten	3,4	2,2	3,4	3,2
Gesellschaftliche Anlässe	3,3	2,0	2,8	3,0
Kirchenbesuch	3,4	1,1	3,2	3,1
Freizeitaktivitäten mit Freunden	3,2	1,0	3,0	2,6
Freizeitaktivitäten mit anderen	3,2	1,1	2,9	3,1
Ängstlichkeit	3,4	0,3	3,2	2,5
Frustration	3,3	1,3	2,9	3,0
Depression	2,2	1,0	3,0	2,1
Schlaflosigkeit	2,5	0,4	2,1	2,1
Langeweile	3,4	0,7	2,8	2,2
Wohlbefinden	3,6	1,1	3,5	3,0

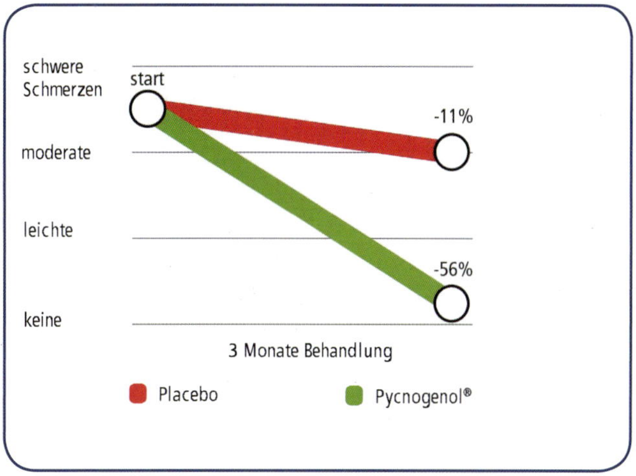

Abbildung 4.1: Ergebnisse der dritten klinischen Studie mit Pycnogenol® an 156 Patienten mit Arthrose.

von Monat zu Monat schwächer. Zwei Wochen nach Abschluss der Studie waren in der Pycnogenol®-Gruppe keine signifikanten Schmerz- oder Symptomrückfälle zu verzeichnen. Dies weist darauf hin, dass 150 mg Pycnogenol® einen anhaltenden entzündungshemmenden Effekt haben.

Italienische Studie

An der dritten Studie nahmen 156 Patienten teil. Diese dreimonatige Doppelblindstudie mit einer Placebo-Kontrollgruppe wurde in Italien durchgeführt. (siehe 4.)

In dieser Studie wurde besonderes Augenmerk auf die Alltagsrelevanz von Pycnogenol® gelegt. Natürlich war die Schmerzlinderung für die Patienten der wichtigste Aspekt. Mit täglich 100 mg Pycnogenol® wurden Schmerzen um 52 % gelindert und die Begleitmedikation konnte um 58 % gesenkt werden. Mit einem Placebo wurden Schmerzen lediglich um 11 % gelindert, während die Begleitmedikation um 1 % erhöht wurde. Die Steifheit konnte durch Pycnogenol® halbiert werden, und die Gelenkfunktion wurde um über 50 % verbessert. In der Kontrollgruppe blieb die Steifheit der Gelenke unverändert und die Gelenkfunktion verbesserte sich nur geringfügig (siehe Abb. 4.1).

Diese hervorragenden Verbesserungen wirkten sich auch auf den Alltag aus. Die Patienten wurden gebeten, zusätzlich zu ihren Symptomen auch die Entwicklung ihrer sozialen Funktionen und ihrer Emotionen zu protokollieren (siehe Tab. 4.1).

Durch die beeindruckende Linderung der Symptome waren die Patienten weniger steif und wesentlich mobiler. Sie konnten nun besser an der Gesellschaft teilhaben, in die Kirche gehen und Freunde besuchen. Dadurch sind die Patienten weniger frustriert und deprimiert. Die allgemeine Bewertung für die Einschränkung sozialer Aktivitäten und emotionale Auswirkungen sank von 31,4 auf 11,5. Die komplexe Herangehensweise dieser Studie zur Analyse der realen Verbesserung der Lebensqualität – nicht nur der Entzündungsmarker – liefert dem Patienten aussagekräftigere Informationen.

Längere Gehstrecken, weniger Ödeme

Zusätzlich wurde eine Übung durchgeführt, mit der Mobilitätsverbesserungen erfasst werden sollten. Mit 100 mg Pycnogenol® täglich konnten die Patienten ihre Gehstrecke fast verdreifachen.

Tabelle 4.2: Mobilitätsübung zu Beginn der Studie und nach 3 Monaten

	Pycnogenol®	Placebo
Anfangswert	68 m	65 m
3 Monate	198 m	88 m

Durch fehlende Bewegung wird der Blutkreislauf in den unteren Gliedmaßen eingeschränkt. Über 70 % der Patienten hatten zu Beginn der Studie sichtbare Fußödeme. Nach der Behandlung hatten sich die Ödeme (Schwellungen aufgrund von Flüssigkeitsansammlungen) von Patienten in der Pycnogenol®-Gruppe um 79 % reduziert. Bei der Placebo-Gruppe war nur bei 1 % der Teilnehmer eine Besserung feststellbar. Ein weiterer, sehr aussagekräftiger Messwert ist die Anzahl der stationären Aufnahmen der Teilnehmer. Patienten in der Pycnogenol®-Gruppe wurden um

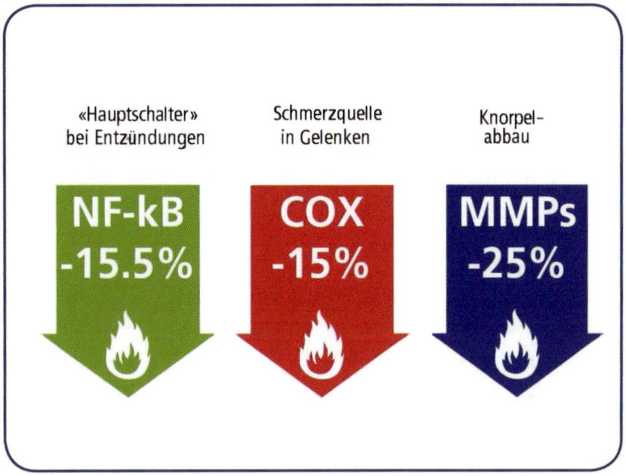

***Abbildung 4.2:** Pycnogenol® hemmt Entzündungsmediatoren.*

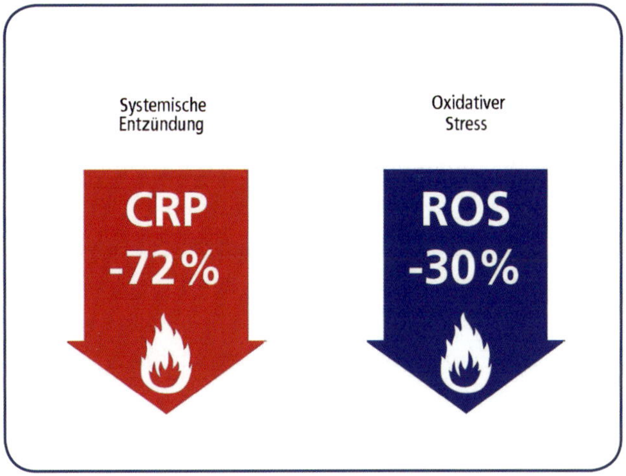

***Abbildung 4.3:** Pycnogenol® senkt den Entzündungsmarker CRP bei Patienten mit Arthrose.*

60 % seltener ins Krankenhaus eingewiesen, während sich der Wert für Patienten in der Kontrollgruppe nur um 4 % verringerte.

All diese positiven Effekte von Pycnogenol® basieren hauptsächlich auf dessen vielfältiger Wirkung als Entzündungshemmer. Patienten mit Arthrose produzieren große Mengen reaktiver Sauerstoffverbindungen (ROS) und des Entzündungsmarkers CRP. Beide werden mithilfe von Pycnogenol® deutlich gesenkt. Auch die

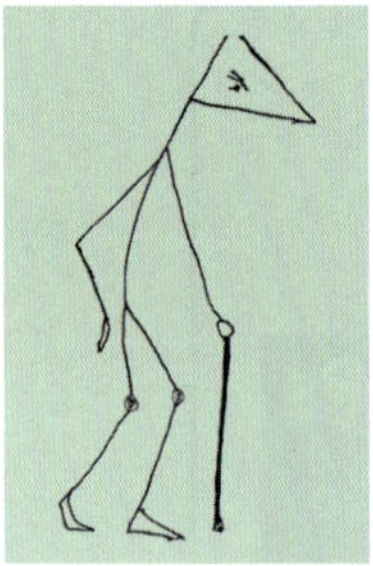

Senkung von proteinschädigenden Enzymen (Matrix-Metalloproteasen, MMP) um 25 %, die Senkung der Schmerzen verursachenden Prostaglandine um 15 % und die in Kapitel drei angesprochene Hemmung der Aktivität des Hauptschalters für Entzündungen, NF-κB, um 15,5 % sind von großer Bedeutung (siehe Abb. 4.3).

Auch die durch Pycnogenol® erhöhte Produktion des „Schmiermittels" Hyaluronsäure und von Kollagen (siehe 1.) sollte den Patienten helfen.

Weniger Schmerzmittel, weniger Magenprobleme

Die italienischen Patienten zeichneten auch unerwünschte Nebenwirkungen in ihren Tagebüchern auf. In der Pycnogenol®-Gruppe wurden Magen-Darm-Beschwerden um 63 % gesenkt, während diese in der Placebo-Gruppe lediglich um 3 % zurückgingen. (siehe 4.) Die Verminderung der Magenbeschwerden in der Pycnogenol®-Gruppe wurde mit Sicherheit durch die reduzierte Einnahme von nichtsteroidalen Analgetika erreicht.

Aus diesen Studien lässt sich ableiten, dass Pycnogenol® hilft, die Gelenkgesundheit zu erhalten. Außerdem können mit Pycnogenol® die Schmerzmitteldosis und somit auch deren Nebenwirkungen reduziert werden. Pycnogenol® erhöht die Lebensqualität von Patienten mit Osteoarthritis, indem es die Symptome lindert und die Mobilität erhöht.

Tabelle 4.3.

Drei klinische Studien zeigen die Wirksamkeit von Pycnogenol bei Arthritis

		Linderung der Arthritissymptome nach drei Monaten Pycnogenol® relativ zur Basislinie (* nach 2 Monaten)		
Studie	**Patientenzahl**	**Schmerzen**	**Gelenksteifheit**	**Physische Funktion**
Farid et al.	37	- 43 %	- 35 %	+ 52 %
Cisar et al.	100	- 40 %	- 40 %*	+ 22 %*
Belcaro et al.	156	- 55 %	- 53 %	+ 56 %

Diese Studien belegen, dass Pycnogenol® die Beweglichkeit und Flexibilität fördert und auf natürliche Weise die Schmerzen lindert. Sie belegen auch, dass die Patienten nach der Gabe von Pycnogenol® mit weniger Medikamenten auskommen können. Weiterhin wurde festgestellt, dass Pycnogenol® die Produktion entzündungsfördernder Substanzen senkt, die für die Gelenkschmerzen verantwortlich sind.

Sowohl die entzündungshemmenden und antioxidativen Effekte von Pycnogenol® als auch die Wirkung auf das Kollagen in Knochen und Knorpelgewebe ermöglichen diese gesundheitlichen Verbesserungen. Im nächsten Kapitel wollen wir uns ansehen, welche Rolle Pycnogenol® beim metabolischen Syndrom spielt.

Quellenverzeichnis zu Kapitel vier

1. Marini A, Grether-Beck S, Jaenicke T, et al. Pycnogenol® Effects on Skin Elasticity and Hydration Coincide with Increased Gene Expressions of Collagen Type I and Hyaluronic Acid Synthase in Women. Skin Pharmacol Physiol 25:86–92, 2012

2. Farid R, Mirfeizi Z, Mirheidari M, et al. Pycnogenol® supplementation reduces pain and stiffness and improves physical function in adults with knee osteoarthritis. Nutrition Res 27: 692–697, 2007

3. Cisár P, Jány R, Waczulíková, et al. Effect of Pine Bark Extract (Pycnogenol®) on Symptoms of Knee Osteoarthritis. Phytother Res 22: 1087–1092, 2008.

4. Treatment of Osteoarthritis with Pycnogenol®. The SVOS (San Valentino Osteoarthrosis Study). Evaluation of Signs, Symptoms, Physical Performance and Vascular Aspects. Phytother Res 22: 518–523, 2008

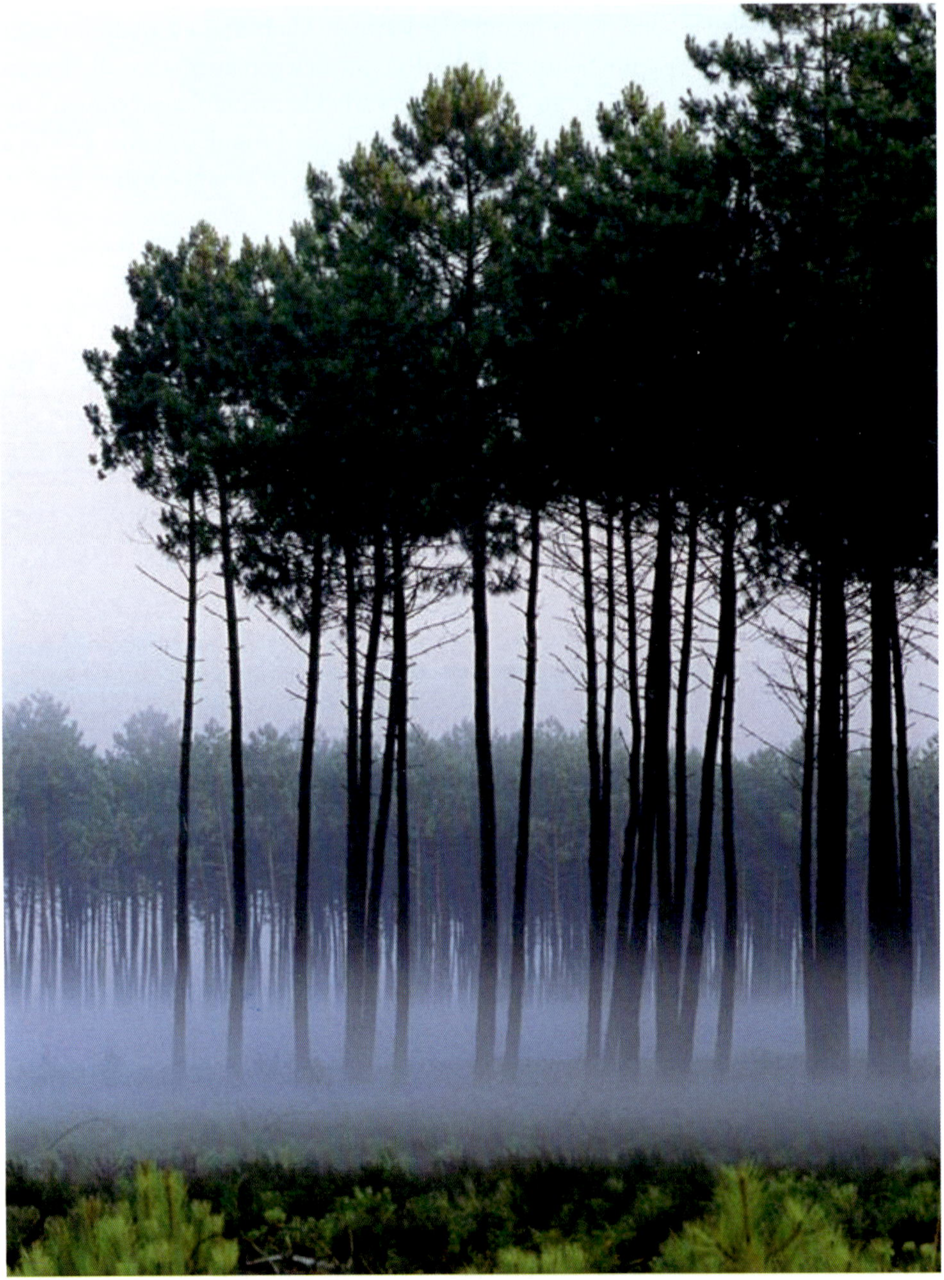

Kapitel fünf | Schutz vor dem metabolischen Syndrom

Die schlechten Nachrichten zuerst: Die moderne Ernährung und der moderne Lebensstil haben zwei eng miteinander verbundene Pandemien verursacht – das metabolische Syndrom und Diabetes. Die gute Nachricht ist, dass Pycnogenol® das Risiko für beide Erkrankungen reduziert, indem es hilft, die Glukose- (Butzucker-) und Insulinspiegel im Normalbereich zu halten. Das metabolische Syndrom wird häufig als Vorstufe zu Diabetes bezeichnet. Der biochemische Stoffwechselpfad ist bei beiden Erkrankungen ähnlich. In diesem Kapitel werden wir das metabolische Syndrom und im nächsten Kapitel den Diabetes erörtern.

Pycnogenol® ist zwar nicht zur Behandlung von Diabetes bestimmt, aber es ist ein wichtiges Nahrungsergänzungsmittel, das viele Ärzte ihren Patienten mit Diabetes empfehlen. Diverse Studien haben zum Beispiel erwiesen, dass Pycnogenol®:

- alle fünf Merkmale des metabolischen Syndroms verbessern kann,
- hilft, den Blutzuckerspiegel (Glukosespiegel) im Normalbereich zu halten,
- die Verdauung von raffinierten Kohlenhydraten und Zuckern verlangsamt,
- den Triglycerid-Spiegel im Blut senkt,
- den HDL-Spiegel im Blut (den sogenannten „guten Cholesterinspiegel") verbessert,
- gefährliche freie Radikale dezimiert, die durch Diabetes verursacht werden,
- die Augen vor diabetischem Katarakt (grauem Star) schützt,
- die Augen vor diabetischer Retinopathie schützt,
- die Nerven vor diabetischer Neuropathie schützt,
- die Nieren vor diabetischer Nephropathie schützt,
- hilft, den Blutdruck im Normalbereich zu halten und
- hilft, diabetische Geschwüre (Ulzera) zu heilen.

Metabolisches Syndrom

Das metabolische Syndrom wurde früher als „Syndrom X“ bezeichnet. Es wird manchmal auch „prädiabetisches Syndrom“ genannt. Das metabolische Syndrom wird als Kombination aus zwei oder mehr der folgenden Komponenten definiert: abdominale Fettgewebsvermehrung („Bierbauch“), hoher Blutdruck, niedriger HDL-Spiegel (gutes Cholesterin), hoher Triglycerid-Spiegel und Insulinresistenz. Je mehr Komponenten bei einer Person zutreffen, desto höher ist das Risiko, an einer Herz-Kreislauf-Erkrankung oder Diabetes zu erkranken. Insulinresistenz – ein Zustand, in dem die Körperzellen Insulin nicht mehr effektiv nutzen können – ist das Fundament des metabolischen Syndroms, auf dem alle anderen Probleme aufbauen. Weitere Details dazu sind in Kasten 5.1 zu finden.

Kasten 5.1: Definition des metabolischen Syndroms.

Das metabolische Syndrom wird von der International Diabetes Federation über die folgenden Kriterien definiert:

- Taillenumfang: über 94 cm bei europäischen Männern und über 80 cm bei europäischen Frauen.
- Erhöhter Triglycerid-Spiegel im Blut: über 150 mg/dl.
- Niedriges „gutes Cholesterin“: HDL unter 40 mg/dl bei Männern und unter 50 mg/dl bei Frauen.
- Hoher Blutdruck: Systolisch (oberer Wert) über 130 mmHg oder diastolisch (unterer Wert) über 85 mmHg.
- Nüchternblutzucker: über 100 mg/dl.

Zucker und andere raffinierte Kohlenhydrate führen zu einem sehr schnellen Anstieg des Blutzuckerspiegels. Die Bauchspeicheldrüse reagiert darauf, indem sie große Mengen Insulin ausschüttet. Der hohe Insulinspiegel im Blut überfordert irgendwann die Insulinrezeptoren der Zellen, sodass diese Zellen insulinresistent werden. Die Zellen können das Insulin also nicht richtig nutzen, um den Zucker in Energie umzuwandeln. Das führt dazu, dass einerseits immer mehr Glukose in

Fett umgewandelt wird und andererseits der Blutzucker ansteigt – was schließlich Typ-2-Diabetes verursacht.

Übergewicht trägt zur Entwicklung von Typ-2-Diabetes und dessen Vorstufe, der Insulinresistenz, bei. Bei Übergewicht kommt es zu leichten chronischen Entzündungen, die durch entzündetes Fettgewebe und eine vermehrte Makrophageninfiltration (Infiltration von weißen Blutkörperchen) gekennzeichnet sind. Inzwischen gehen viele Forscher davon aus, dass diese Entzündungen die Verbindung zwischen Übergewicht und der Entwicklung einer Insulinresistenz darstellen. (siehe 1.)

Eine Insulinresistenz kann sich entwickeln, wenn im Fettgewebe vermehrt vorkommende Makrophagen Entzündungsmediatoren ausschütten, die umliegende Zellen schädigen. Dadurch verlieren diese Zellen die Fähigkeit, als Reaktion auf das Insulinsignal den Blutzuckerspiegel zu regulieren. Je mehr das Fettgewebe vorhanden ist, desto stärker ist auch die Entzündung, und desto mehr Zellen werden Insulin-resistent.

Das metabolische Syndrom wird durch die Umstellung der Ernährung und des Lebensstils sowie medikamentös behandelt. Die meisten Medikamente sollen das Risiko von Herzerkrankungen und Diabetes senken.

Häufigkeit des metabolischen Syndroms

Das metabolische Syndrom ist inzwischen eine weltweite Epidemie. Die nationale Gesundheitsstatistik der USA (National Health Statistic) berichtete 2009, dass etwas mehr als ein Drittel aller Erwachsenen in den USA die Kriterien für das metabolische Syndrom erfüllt: 35,1 % aller Männer und 32,6 % aller Frauen.

Zwischen 1988 und 1994 waren in den USA insgesamt 29 % aller Einwohner am metabolischen Syndrom erkrankt; diese Zahl hat sich zwischen 1999 und 2006 auf 34 % erhöht.

Die Statistiken für Kanada und Europa schätzen die Häufigkeit auf 25 % in Großstädten, in Lateinamerika sind 14–27 % der Menschen betroffen, in Asien zwischen 10 und 20 %, und in Japan leiden nur 5–8 % der Bevölkerung am metabolischen Syndrom. Trotz der ethnischen Unterschiede steigt die Prävalenz des metabolischen Syndroms weltweit an.

Das metabolische Syndrom ist für alle Gesundheitssysteme weltweit eine enorme Belastung, und diese Belastung wird in den Industrieländern von Jahr zu Jahr größer. Das ist in der menschlichen Natur begründet. Menschen sitzen lieber und „hängen herum", als sich zu bewegen, sie lieben Fettiges und Süßes, manche rauchen und manche trinken gern Alkohol. Dieser bewegungsarme Lebensstil voller Fastfood führt zum metabolischen Syndrom, welches wiederum das Risiko von Schlaganfällen, Herzinfarkten und diabetischen Komplikationen erhöht.

Es scheint so unglaublich einfach zu sein, das metabolische Syndrom zu vermeiden: weniger essen, gesünder essen und moderate Bewegung. Das wäre alles. Aber aus unserer Lebenserfahrung wissen wir, dass es extrem schwierig ist, den Lebensstil zu ändern. Es ist nahezu utopisch, den Lebensstil der modernen Bevölkerung in den Städten ändern zu wollen. Selbst bei Menschen, die sich an die gesündere mediterrane Küche halten, gibt es Personen mit dem metabolischen Syndrom. Zum Beispiel in einem Dorf San Valentino in Mittelitalien.

Sechsmonatige Studie

Am metabolischen Syndrom erkrankte Einwohner des Ortes San Valentino wurden für eine Studie gewonnen, in der untersucht werden sollte, wie die Ernährungsvorteile von Pycnogenol® ihnen helfen würde. (siehe 2.) Eine Gruppe aus 76 Freiwilligen mit allen fünf Symptomen des metabolischen Syndroms erhielt täglich 150 mg Pycnogenol® und wurde über sechs Monate überwacht. Sie wurden mit einer Kontrollgruppe aus 78 Patienten verglichen. Diese Kontrollgruppe erhielt dieselben Anweisungen wie die Pycnogenol®-Gruppe. Beispielsweise sollten alle Teilnehmer mäßig aktiver werden: Sie benutzten Treppen statt Aufzüge, gingen, wenn möglich, zu Fuß einkaufen, statt das Auto zu nehmen, sie sollten Vollkorn-Pasta essen und keine Fertiggerichte zu sich nehmen.

Die Teilnehmer wurden zu Beginn der Studie, nach drei und nach sechs Monaten auf alle fünf Symptome des metabolischen Syndroms untersucht. Die Teilnehmer in der Kontrollgruppe verzeichneten eine leichte Verbesserung bei der Mehrheit der Symptome, was wahrscheinlich hauptsächlich auf die leichte Änderung des Lebensstils zurückzuführen war. Die Veränderungen nach 3 Monaten waren allerdings nicht von Bedeutung (siehe Tab. 5.1).

Nach sechs Monaten waren bei 35 Personen in der Kontrollgruppe noch alle fünf Symptome vorhanden – in der Pycnogenol®-Gruppe nur noch bei einer einzigen Person. Sieben Freiwillige in der Pycnogenol®-Gruppe waren am Ende frei von allen fünf Symptomen; in der Kontrollgruppe war dies bei keinem Probanden der Fall.

Der statistische Vergleich der Veränderungen in der Pycnogenol®-Gruppe ergab schon innerhalb von drei Monaten eine deutliche Linderung jedes einzelnen der fünf Symptome. Die Werte waren nach sechs Monaten fast gleich oder etwas besser. Der Glukosespiegel im Blut fiel um 14,4 %, der Taillenumfang sank bei Männern um 7,9 cm oder 7,4 % und bei Frauen um 7,36 cm oder 8 %. Auch die Anzahl der freien Radikale im Plasma sank in der Pycnogenol®-Gruppe um 24,6 %.

Diese Ergebnisse belegen, dass Pycnogenol® in der Lage war, den Taillenumfang zu verringern, den Triglycerid-Spiegel zu senken, den Spiegel des „guten" Cholesterins (HDL) zu erhöhen und den Blutdruck und den Blutzuckerspiegel zu senken. Die Mittelwerte erreichten in der Pycnogenol®-Gruppe die Normalwerte, wobei nur der systolische Blutdruck (der größere Wert) noch leicht über dem Normalwert lag. Die Teilnehmer hatten kein Blutdruckmittel, kein Statin zum Senken des Cholesterinspiegels, keine Fibrate zum Senken des Triglycerid-Spiegels und auch kein Mittel gegen Diabetes genommen. Stattdessen nur eine einzige Pille: das Nahrungsergänzungsmittel Pycnogenol®.

Diese Untersuchung belegte, dass die vielseitigen positiven Eigenschaften von Pycnogenol® bei Menschen einsetzbar sind, die genau diese Kombination brauchen.

Tabelle 5.1: Linderung der Symptome des metabolischen Syndroms.

		Anfangswert	3 Monate		6 Monate	
		Pycnogenol® N = 76	Kontrollgruppe N = 78	Pycnogenol® N = 64	Kontrollgruppe N = 66	Pycnogenol® N = 64	Kontrollgruppe N = 66
Taillenumfang (Zoll)	Männlich	106,4	105,8	98,8	101,3	98,3	100,2
	Weiblich	90,9	91,2	84,6	89,2	83,6	87,3
Triglyzeride		189,3	194,3	143,23	179,4	143,2	182,3
HDL-Cholesterin	Männlich	35,4	35,9	41,2	37,4	44,5	39,3
	Weiblich	44,5	45,5	53,3	45,9	55,4	46,1
Blutdruck	Systolisch	144	143,2	138,2	141,3	137,4	142,3
	Diastolisch	87,6	87,2	82,4	83,4	82,3	85,2
Nüchternblutzucker		123,2	124,3	106,4	118,3	105,3	119,3

Die deutliche Verminderung des Taillenumfangs könnte laut Studienprotokoll von der Kombination aus der Normalisierung des Stoffwechsels und einer moderaten Änderung des Lebensstils hervorgerufen worden sein.

Auch wenn es nicht Zweck der Studie war, sollte hier noch betont werden, dass Pycnogenol® auch das Risiko von tödlichen Blutgerinnseln (Thrombose) bei den Teilnehmern reduzierte. Thrombosen kommen bei Patienten mit Diabetes und Bluthochdruck häufig vor. Wie wir bereits in Kapitel zwei zur Herzgesundheit erläutert haben, wurde diese Wirkung von Pycnogenol® schon durch andere Studien hinreichend belegt. Wir haben ebenfalls bereits erwähnt, dass Pycnogenol® dieselbe gerinnungshemmende Wirkung wie Aspirin hat, ohne jedoch das Risiko von inneren Blutungen zu erhöhen.

Bestätigung aller gesundheitlichen Vorteile in einer Studie

Die italienische Studie zeigte, dass Pycnogenol® in der Praxis alle theoretischen Erwartungen erfüllen kann. Seine Wirksamkeit gegen Diabetes, Hypertonie und einen hohen Cholesterinspiegel im Blut waren bereits bekannt. Die Normalisierung der hohen Triglycerid-Spiegel durch Pycnogenol® war dagegen eine neue Erkenntnis. Die beobachtete Verringerung des Taillenumfangs ist zweifellos sehr wünschenswert, doch dabei sollte die Rolle eines entsprechenden Lebensstils nicht vernachlässigt werden.

Wie wir bereits erwähnt haben, lernen wir manche gesundheitliche Vorteile von Pycnogenol® kennen, weil Menschen das Nahrungsergänzungsmittel aus einem bestimmten Grund nehmen und plötzlich feststellen, dass sich auch andere Aspekte ihrer Gesundheit verbessern. Solche Einzelberichte müssen dann durch formale Studien überprüft werden. Wenn die beobachteten gesundheitlichen Vorteile sich wissenschaftlich nachweisen lassen, können viele andere Menschen ebenfalls davon profitieren. In Kapitel sechs werden wir ihnen das am Beispiel von Diabetes darlegen.

Quellenverzeichnis zu Kapitel fünf

1. Oliver E, McGillicuddy F, Phillips C, et al. The role of inflammation and maceophage accumulation in the development of obesity-induced type 2 diabetes mellitus and the possible therapeutic effects of long-chain n-3 PUFA. Proceedings of the Nutrition Society, 69:232–243, 2010

2. Belcaro G, Cornelli U, Luzzi R, et al. Pycnogeno® supplementation improves health risk factors in subjects with metabolic syndrome. Phytother Res 27:1572–1578, 2013

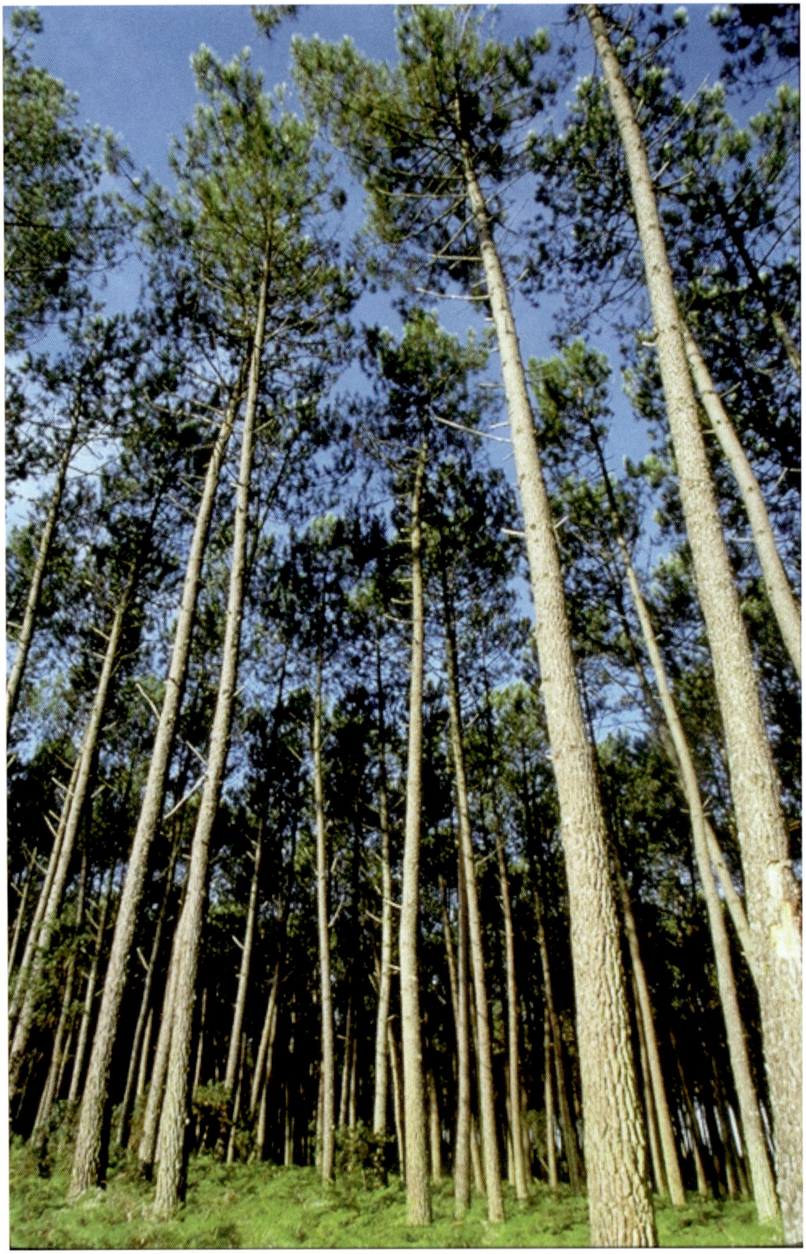

Kapitel sechs | Pycnogenol® gegen Diabetes

Diabetes mellitus ist eine Erkrankung, bei der der Glukosespiegel (Blutzuckerspiegel) im Blut erhöht ist. Der größte Teil unserer Nahrung wird in Glukose, einen Einfachzucker, umgewandelt und von unserem Körper als Energielieferant genutzt. Das Hormon Insulin hilft, die Glukose in die Zellen zu transportieren. Wenn jemand Diabetes hat, dann kann es sein, dass der Körper entweder nicht genug Insulin (Typ-1-Diabetes) produziert oder der Körper das eigene Insulin nicht gut nutzen kann(Typ-2-Diabetes). Dadurch erhöht sich der Blutzuckerspiegel und es kommt zu weiteren negativen Effekten, wie der Erhöhung des Blutfettspiegels und der Schädigung von Blutgefäßen – all das kann zu einer Vielzahl an ernsthaften Gesundheitsproblemen führen.

An den Zellschäden, die entweder zu Typ-1-Diabetes (juveniler Diabetes) oder Typ-2-Diabetes (Beginn im Erwachsenenalter) führen, sind üblicherweise Reaktionen mit freien Radikalen beteiligt, doch wenn die Zellen in den Langerhans-Inseln in der Bauchspeicheldrüse (Typ 1) oder unsere Zellmechanismen zur Verwertung von Insulin (Typ 2) nicht mehr richtig funktionieren, können Antioxidantien diese Schäden nicht mehr rückgängig machen. Aber auch Diabetes selbst regt die Produktion freier Radikale an, die den Körper dann noch weiter schädigen und das Risiko von Herzinfarkten, Nervenschäden (diabetischer Neuropathie), Katarakten (diabetischem Katarakt), Erblindung (diabetischer Retinopathie) und weiteren Komplikationen erhöhen. An dieser Stelle ist die starke antioxidative Schutzwirkung von Pycnogenol® besonders wichtig: Patienten mit Diabetes brauchen mehr Antioxidantien als gesunde Menschen.

Diabetesarten

Die drei wichtigsten Diabetesarten sind: Typ-1-Diabetes, früher auch als insulinabhängiger Diabetes mellitus oder als juveniler Diabetes bezeichnet; Typ-2-Diabetes, früher auch als nicht insulinabhängiger Diabetes mellitus oder Altersdiabetes bezeichnet; und Gestationsdiabetes (Schwangerschaftsdiabetes), der nur bei schwangeren Frauen auftritt.

Typ-1-Diabetes ist eine Autoimmunerkrankung, bei der das Immunsystem die Insulin produzierenden Betazellen in der Bauchspeicheldrüse angreift und zerstört. So kann die Bauchspeicheldrüse nur wenig oder gar kein Insulin produzieren, und die an Diabetes erkrankte Person muss täglich Insulin zuführen. Diese Erkrankung entwickelt sich meistens im Kindes- und jungen Erwachsenenalter (sie kann aber in jedem Alter vorkommen). Rund 5 Prozent aller diagnostizierten Diabeteserkrankungen sind von diesem Typ.

Typ-2-Diabetes entsteht, wenn der Körper langsam die Fähigkeit verliert, genug Insulin zu produzieren. Diese Erkrankung kommt üblicherweise bei Erwachsenen vor. Sie wird allerdings immer häufiger auch bei Kindern und Jugendlichen als MODY (Maturity-Onset Diabetes of the Young) diagnostiziert. In den meisten Fällen ist dieser Typ Teil des metabolischen Syndroms, das auch Übergewicht/Adipositas, Insulinresistenz, einem erhöhten Triglycerid-Spiegel/zu niedrigen High Density Lipoprotein-Spiegel (HDL-Spiegel, häufig als „gutes“ Cholesterin bezeichnet), und/oder hohem Blutdruck aufweisen kann. Rund 90 bis 95 Prozent aller diagnostizierten Diabeteserkrankungen sind von diesem Typ.

Schwangerschaftsdiabetes ist eine Diabetesart, die nur bei schwangeren Frauen vorkommt. Unbehandelt kann sie zu Problemen für Mutter und Kind führen. Schwangerschaftsdiabetes entsteht bei zwei bis zehn Prozent aller Schwangerschaften und klingt nach dem Ende der Schwangerschaft meist ab.

Andere spezifische Diabetesarten entstehen durch bestimmte genetische Syndrome, Operationen, Medikamente, Mangelernährung, Infektionen und andere Erkrankungen. Sie machen ein bis fünf Prozent aller diagnostizierten Diabeteserkrankungen aus. In diesem Kapitel geht es vorrangig um Typ-1- und Typ-2-Diabetes.

Die zunehmende Häufigkeit von Übergewicht und Adipositas ist ein wichtiger Faktor für die aktuelle Typ-2-Diabetes-Epidemie. Die Weltgesundheitsorganisation (WHO) schätzt, dass jedes Jahr über 1 Million Todesfälle in Europa mit durch Übergewicht verursachten Erkrankungen zusammenhängen. In den Vereinigten Staaten geht die oberste US-Gesundheitsbehörde (U.S. Surgeon General) laut einem aktuellen Bericht von 300.000 Todesfällen dieser Art aus. Mit dem globalen Anstieg der Adipositasrate werden sich diese Zahlen drastisch erhöhen. Rund 80 Prozent der Patienten mit Typ-2-Diabetes sind übergewichtig.

Wir hören den Pycnogenol®-Anwendern zu

Erfahrungsberichte sind interessante „Einzelfallstudien", aber sie können nichts belegen. Aber sie legen häufig Themengebiete nahe, die in weiteren wissenschaftlichen Studien untersucht werden könnten. Professor Rohdewald erinnert sich an die drei Erfahrungsberichte, die der Grund für seine folgenden Untersuchungen zur biochemischen Wirkungsweise von Pycnogenol® in Bezug auf Diabetes waren. Der erste Hinweis liegt einige Jahre zurück, als ein Anrufer fragte: „Wo kann ich Pycnogenol® kaufen? Es hat mir so gut gegen meinen Diabetes geholfen. Ich habe es von meiner Tochter in den USA bekommen." „Jetzt", erklärte er Professor Rohdewald, „brauche ich kein Insulin mehr und ich muss nicht mehr so oft in die Notaufnahme."

Professor Rohdewald berichtet: „Ich war ein wenig schockiert. Ich begriff, dass dieser Mann ein Patient mit unkontrolliertem Diabetes war, der definitiv Insulin brauchte. Ich hatte noch nie davon gehört, dass Pycnogenol® den Blutzucker bei Diabetespatienten senken konnte. Pycnogenol® ist ein Nahrungsergänzungsmittel, kein Arzneimittel. Also empfahl ich ihm eindringlich, sich an die Anweisungen seines Arztes zu halten und regelmäßiger Insulin zu nehmen. Zu seiner großen Enttäuschung erklärte ich ihm auch, dass es keinerlei Informationen darüber gab, dass Pycnogenol® auch als Antidiabetikum wirksam sei."

Es gab allerdings Ergebnisse, die zeigten, dass Pycnogenol® gegen diabetische Retinopathie wirksam war. Diese Wirkung war allerdings nicht diabetesspezifisch, da Pycnogenol® auch die Augengesundheit bei anderen Retinopathien verbesserte. Der Grund für die Verbesserung der Augengesundheit durch Pycnogenol®, die Abdichtung undichter Kapillare im Auge und die Verbesserung der Mikrozirkulation, lieferten keinerlei Hinweise für eine antidiabetische Wirkung.

„Mein Vater braucht kein Insulin mehr" – Teil 2

Nur wenige Monate später wurde Professor Rohdewald nach einer Vorlesung in Südkorea von einem Zuhörer angesprochen, der erwähnte, dass sein Vater von Pycnogenol® profitiert hatte. Professor Rohdewald erinnert sich: „Er erklärte mir erstaunlicherweise, dass sein Vater kein Insulin mehr brauche, weil er nun jeden Tag Pycnogenol® nehme und sein Blutzuckerspiegel dadurch unter Kontrolle sei.

Ich hatte den Anruf des deutschen Diabetespatienten noch im Kopf und fragte ihn nach Details zu seinem Vater. Am Ende war ich überzeugt, dass der Vater wirklich Typ-2-Diabetes hatte und dass er – dem Bericht seines Sohnes zufolge – Pycnogenol® als antidiabetisches Nahrungsergänzungsmittel nutzte. Natürlich versuchte ich, zu verstehen wie das sein konnte, aber ich konnte mir keinen Mechanismus vorstellen, der den Blutzuckerspiegel senken würde. Ich kam daher zu dem Schluss, dass es wahrscheinlich an der besseren Ernährungseinstellung durch die Unterstützung des Sohnes lag."

„Ich brauche kein Insulin mehr" – Teil 3

Eine Woche später passierte dasselbe jedoch wieder – diesmal in Japan. Bei dieser Gelegenheit sprach eine Frau Professor Rohdewald nach seiner Vorlesung an. Mithilfe seines Übersetzers erfuhr Professor Rohdewald, dass die Frau behauptete, Diabetes zu haben, aber kein Insulin mehr zu brauchen. Professor Rohdewald fragte nach. Sie hatte Typ-2-Diabetes und nahm Insulin und hatte ihre Ernährung nicht umgestellt. Dann nahm sie Pycnogenol® als Nahrungsergänzungsmittel, und nachdem ihr Blutzuckerspiegel nun regelmäßig im Normalbereich lag, konnte sie nach und nach die Insulindosis verringern, bis sie schließlich gar kein Insulin mehr brauchte.

Konnten drei derartige Erfahrungsberichte in so kurzer Zeit ein Zufall sein? Oder konnten die Nährstoffe in Pycnogenol® tatsächlich den Blutzuckerspiegel kontrollieren? Diese Erfahrungsberichte mussten mit weiteren Forschungen überprüft werden.

Drei anekdotische Berichte – ein Grund für weitere Studien

Professor Rohdewald musste einfach herausfinden, was die Verbindung zwischen den Nährstoffen in Pycnogenol® und dem Blutzuckerspiegel war – und ob es überhaupt eine solche Verbindung gab. „Normalerweise entwickelt ein Wissenschaftler eine Hypothese und beginnt dann, diese zu überprüfen, um festzustellen, ob die Hypothese standhält oder nicht“, erinnert er uns. „Aber in diesem Fall hatte ich keine Ahnung, wie Pycnogenol® helfen könnte, den Blutzuckerspiegel zu regulieren. Ich musste testen, ob diese drei Berichte aus drei Ländern mit derselben Botschaft tatsächlich eine bisher unbekannte Wirkung von Pycnogenol® gegen Diabetes beschrieben. Außerdem erhielt ich Berichte aus Australien, dass der Blutzucker von diabetischen Ratten mithilfe von Pycnogenol® gesenkt werden konnte. (siehe 1.) Damit war entschieden, dass formale klinische Studien notwendig waren.“

Erste Studie: Pycnogenol® verringert dosisabhängig den Blutzuckerwert

Die ersten klinischen Studien zu Pycnogenol® und dessen Wirkung auf den Blutzuckerspiegel wurden in der Volksrepublik China durchgeführt. Um festzustellen, ob tatsächlich eine Wirkung gegen Diabetes vorliegt, muss geklärt werden, ob der Blutzuckerspiegel bei Patienten mit Diabetes nach der Einnahme von Pycnogenol® sinkt. Außerdem sollte höher dosiertes Pycnogenol® den Blutzuckerspiegel stärker beeinflussen als geringere Dosen. Wenn die Wirkung dosisabhängig ist, kann angenommen werden, dass tatsächlich eine Wirkung vorliegt.

In einer klinischen Studie, die unter der Leitung von Dr. Lau durchgeführt und in der Fachzeitschrift Diabetes Care veröffentlicht wurde, stellten die Wissenschaft-

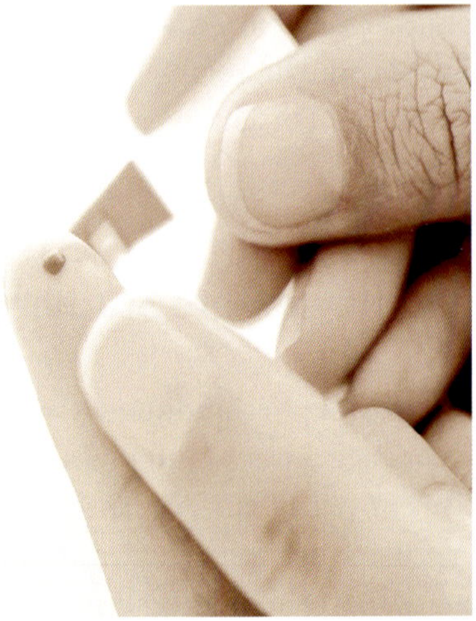

ler fest, dass 30 Patienten mit Typ-2-Diabetes nach der Einnahme von Pycnogenol® einen niedrigeren Blutzuckerspiegel und gesündere Blutgefäße hatten. [French maritime pine bark extract Pycnogenol® dose-dependently lowers glucose in type II diabetic patients.] (siehe 2.)

Die offene, kontrollierte Studie zur Dosisabhängigkeit belegte, dass Patienten mit leichtem Typ-2-Diabetes, die sich regelmäßig ernährten und bewegten, ihren Blutzuckerspiegel mit Pycnogenol® deutlich senken konnten. Bereits eine niedrige Dosis von nur 50 mg senkte den Blutzuckerspiegel. 100 mg senkten den Blutzuckerspiegel weiter, während eine noch höhere Dosierung die Wirkung nur unwesentlich steigerte.

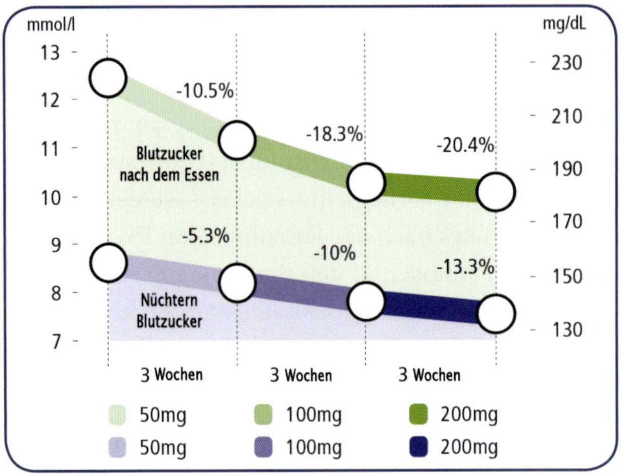

Abbildung 6.1: Pycnogenol® senkt den Glukosespiegel im Blut (Blutzucker).

Doch damit stellte sich die Frage: Wie senkt Pycnogenol® den Blutzuckerspiegel?

Ein möglicher Wirkmechanismus konnte ausgeschlossen werden: Pycnogenol® senkte den Blutzuckerspiegel nicht durch die Stimulierung der Insulinausschüttung. Der Insulinspiegel wurde in der Studie überwacht (siehe 2.) und veränderte sich durch Pycnogenol® nicht. Also mussten wir nach einer anderen Erklärung suchen.

Aus dieser Studie zur Dosisabhängigkeit war hervorgegangen, dass die antidiabetische Wirkung tatsächlich vorhanden war, und daher begannen wir eine weitere Untersuchung in China.

Zweite Studie: Die erste Doppelblindstudie

Dieses Mal verwendeten wir den anerkannten „Goldstandard" der klinischen Wissenschaft: eine randomisierte, placebokontrollierte Doppelblindstudie. Randomisiert bedeutet, dass die Teilnehmer zufällig in die verschiedenen Gruppen eingeteilt werden. Doppelblind bedeutet, dass weder der Teilnehmer noch der Forscher weiß, wer welches Mittel bekommt, nachdem die Ergebnisse geordnet wurden. Ein Placebo ist eine unwirksame Pille, die genauso aussieht wie die zu überprüfende Pille. Diese Studie wurde im Oktober 2004 in der Fachzeitschrift Life Sciences veröffentlicht (siehe 3.). Sie ergab, dass 77 Patienten mit Typ-2-Diabetes, die über 12 Wochen 100 mg Pycnogenol® einnahmen, während eine übliche Behandlung gegen Diabetes fortgeführt wurde, ihren Blutzuckerspiegel im Vergleich zur Placebo-Gruppe deutlich senken konnten.

Gleichzeitig wiesen weitere in dieser Studie untersuchte Biomarker darauf hin, dass die Teilnehmer in der Pycnogenol®-Gruppe auch vor Thrombose geschützt wurden und dass sich deren Herz-Kreislauffunktion verbesserte. Gefäßerweiternde Substanzen wie Stickstoffmonoxid und Prostacyclin wurden in höheren Konzentrationen im Plasma nachgewiesen, während die gefäßverengende Substanz Endothelin-1 reduziert wurde.

Dritte Studie: Die zweite Doppelblindstudie

Eine ähnliche Studie in den USA an 48 Patienten mit Diabetes, die gleichzeitig an erhöhtem Blutdruck litten, bestätigte diese Ergebnisse. (siehe 4.) Patienten, die täglich 125 mg Pycnogenol® nahmen, senkten ihren Blutzuckerspiegel und konnten den hohen Blutdruck mit weniger blutdrucksenkenden Medikamenten regulieren. Außerdem wurde das „schlechte" Cholesterin (LDL) während der Behandlung mit Pycnogenol® gesenkt.

Zwar bestätigten die Ergebnisse der klinischen Studien mit 155 Patienten die anfänglichen Erfahrungsberichte, doch Professor Rohdewald konnte nach wie vor nicht beantworten, wie Pycnogenol® den Blutzuckerspiegel normalisiert. Es war zu vermuten, dass die antioxidativen Eigenschaften der Kiefernrinde der Grund waren, aber es fehlte der entscheidende Beweis.

Beantwortung der Frage: Wie?

Schließlich boten in Würzburg durchgeführte Experimente eine Lösung. Pycnogenol® blockiert ein Enzym (Glucosidase), das zur Aufspaltung (Verdauung) und Umwandung von Kohlenhydraten in Glukose benötigt wird. (siehe 5.) Wenn weniger Kohlenhydrate aufgespalten werden, entsteht auch weniger Glukose. Dadurch ist weniger Glukose im Darm zur Absorption verfügbar, sodass sich auch die Glukosekonzentration im Blut nicht erhöhen kann. Pycnogenol® verzögert die Aufnahme von Zucker aus der Nahrung 190-mal besser als verschreibungspflichtige Medikamente und verhindert so die typische Blutzuckerspitze nach Mahlzeiten. (siehe 5.)

Ein weiteres Ergebnis aus Versuchen mit Zellkulturen zeigte, dass die Zellen unter dem Einfluss von Pycnogenol® Glukose besser aus dem Blut aufnehmen konnten. (siehe 6.) Ohne Insulin können diese Zellen keine Glukose aus dem Blut aufnehmen. Pycnogenol® stimuliert die Aufnahme von Glukose sogar dann, wenn kein Insulin verfügbar ist, sodass die Glukose vom Blut ins Gewebe gelangen kann und der Blutzuckerspiegel gesenkt wird.

Somit stellte sich schließlich heraus, dass Pycnogenol® tatsächlich gegen einen hohen Blutzuckerspiegel wirkt, und es gab Anhaltspunkte dafür, wie dies möglich war.

Konsequenzen einer Diabeteserkrankung

Der erhöhte Blutzuckerspiegel im Blut ist allerdings nur ein Symptom bei Diabetes. Die Erkrankung hat vielfältige, ernsthafte Konsequenzen für die Gesundheit. Der Insulinmangel stört jeden Stoffwechselvorgang und führt zu Schäden an den Augen, den Blutgefäßen und den Nieren. Solche Schäden können schließlich zur Erblindung, zu Hypertonie, Thrombose, einem Schlaganfall, Geschwüren an den Unterschenkeln und Füßen und möglicherweise zur Amputation führen. Daher besteht bei Patienten mit Diabetes ein hohes Risiko, ernsthafte Organschäden zu erleiden.

Daraus ergab sich die Frage, ob Pycnogenol® zusätzlich zur Senkung des Blutzuckerspiegels auch noch helfen könnte, diese späteren Konsequenzen einer Typ-2-Diabeteserkrankung zu verhindern.

Hypertonie und Thrombose bei Diabetespatienten

Wir waren schon sehr zufrieden, als wir sahen, dass die Patienten mit Diabetes in unseren Untersuchungen mithilfe von Pycnogenol® ihren Blutzuckerspiegel senken konnten. Außerdem wiesen einige biochemische Indikatoren auf die Prävention von Thrombosen hin. Diese Ergebnisse wurden bereits detailliert in Kapitel zwei zur Herzgesundheit diskutiert, und sie weisen darauf hin, dass Pycnogenol® bei Patienten mit Diabetes das Gefäßsystem schützt. Das ist für Patienten mit Diabetes äußerst wichtig, da sie öfter Thrombosen oder Schlaganfälle erleiden als die durchschnittliche Bevölkerung.

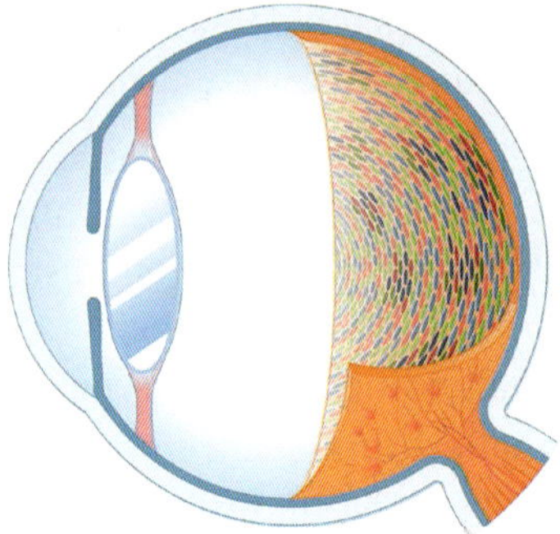

Bei der Retinopathie werden die Kapillaren, die die Netzhaut versorgen, durchlässig und es treten Flüssigkeit und Blut aus. Die Sehkraft wird dadurch beeinträchtigt

Abbildung 6.2: Diabetische Retinopathie.

Diabetische Retinopathie

Eine weitere ernsthafte Folge von Diabetes ist Retinopathie, die Hauptursache für Erblindung in den USA. Mehr als die Hälfte aller Patienten mit Diabetes kann schließlich an Retinopathie erkranken. Dabei handelt es sich um eine Augenerkrankung, bei der Blut aus den Kapillargefäßen in die Retina (Netzhaut) gelangt. Dort zerstört das Blut die lichtempfindlichen Zellen und führt so zu einem allmählichen Verlust der Sehkraft.

Im Grunde führt der ständig erhöhte Blutzuckerspiegel dazu, dass die Blutgefäße in den Augen brüchig und durchlässig werden. Aus den undichten Blutgefäßen treten Flüssigkeit, Lipide und schließlich auch Blut selbst aus und behindern das Sehvermögen. Im weiteren Verlauf der Erkrankung werden Kapillargefäße blockiert und das umgebende Gewebe stirbt ab.

Daher ist die genaue Kontrolle des Glukosespiegels im Blut notwendig, um diesen so normal wie möglich zu halten. Zusätzlich zu den Bemühungen, den Blutzuckerspiegel im Normalbereich zu halten, ist auch die Stärkung der Kapillargefäße ein wichtiger Präventionsschritt.

Die natürlichen Polyphenole in Pycnogenol® helfen, die Durchlässigkeit der Wände von Blutgefäßen auf einem angemessenen Niveau zu halten. Wenn die Wände der Kapillargefäße zu durchlässig werden, wie es bei Skorbut oder diabetischer Retinopathie der Fall ist, kann Blut aus dem Kapillargefäß austreten. Es kommt zu Blutungen und die ausgetretenen Blutkörperchen und Lipide aus dem Plasma stören das Sehvermögen. Wie viele Untersuchungen erwiesen haben, stellt Pycnogenol® die richtige Durchlässigkeit der Blutgefäße wieder her. Durch die Einnahme von Pycnogenol® werden also mögliche Lecks in den Kapillargefäßen der Retina reduziert.

Sechs klinische Studien an über 1.200 Patienten mit Diabetes haben gezeigt, dass Pycnogenol® die Kapillargefäße der Retina effektiv stärkt, das weitere Fortschreiten der Retinopathie stoppt und die Sehkraft von Patienten mit Diabetes erhält.

Verbesserte Sehschärfe mit Pycnogenol®

In mehreren Untersuchungen in Frankreich und Deutschland wurde festgestellt, dass Pycnogenol® durch die Wiederherstellung der angemessenen Durchlässigkeit der Kapillargefäße im Auge auch die Sehschärfe bei Patienten mit diabetischer Retinopathie wieder erhöht.

Diabetische Retinopathie gilt als „schleichende Krankheit", da sie unbemerkt und ohne Symptome fortschreitet und dabei zu einem allmählichen und meist unwiederbringlichen Verlust der Sehkraft führt. Unbehandelt kann eine Retinopathie in die proliferative Phase übergehen, in der neue Kapillargefäße entstehen, um den Sauerstoffmangel in der Retina auszugleichen. Diese Gefäße wuchern unkontrolliert und behindern die normale Sehkraft. Außerdem verursachen sie häufig starke Mikroblutungen. Die proliferative Phase der Retinopathie kann zu vollständiger Erblindung führen.

Pycnogenol® stärkt nicht nur die Kapillargefäße in der Retina und hilft so, das Austreten von Flüssigkeiten und Blut in die Retina zu verhindern, es erhöht auch die Endothelfunktion der Kapillargefäße in der Retina, sodass die Mikrozirkulation in der Retina verbessert wird.

In Frankreich wurden zwei Studien durchgeführt, um zu überprüfen, ob Pycnogenol® als Nahrungsergänzung bei Augenerkrankungen helfen kann, die durch Kapillarblutungen entstehen – insbesondere bei diabetischer Retinopathie. Diese Studien wurden auf Französisch veröffentlicht und erst kürzlich in englischer Sprache referiert. (siehe 7.)

Im Rahmen einer vergleichenden Doppelblindstudie wurde die Wirkung von Pycnogenol® mit einer anderen Verbindung verglichen, die häufig genutzt wird, um das Fortschreiten der diabetischen Retinopathie zu verlangsamen: Calciumdobesilat. In dieser deutschen Studie an der Augenklinik der Universitätsklinik Würzburg wurden Patienten mit diabetischer Retinopathie in zwei Gruppen mit jeweils 16 Patienten eingeteilt und über 6 Monate entweder mit Pycnogenol® (120 mg/Tag über 6 Tage, dann 80 mg/Tag) oder Calciumdobesilat (1000–1500 mg Calciumdobesilat pro Tag) behandelt. (siehe 7.)

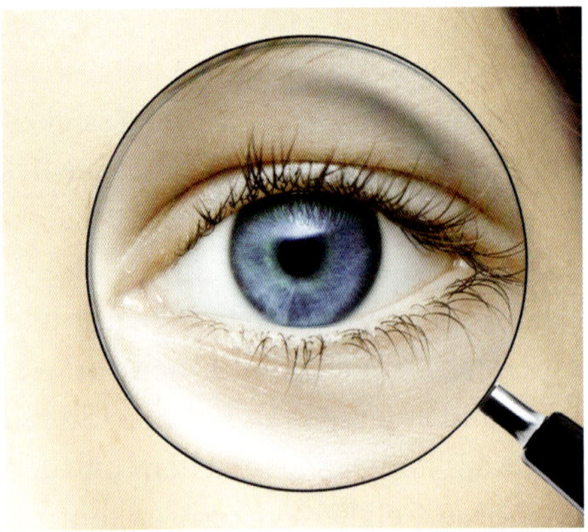

Es ging in dieser Studie besonders darum, die Wirksamkeit der Behandlung zu objektivieren. Vor dem Beginn und nach Abschluss der Behandlung wurden Panoramaaufnahmen der Retina aller Patienten angefertigt. Zusätzlich zu den Mikroblutungen wurden auch die Exsudate – Lipidablagerungen, die in der Retina verbleiben, nachdem Flüssigkeiten aus Kapillargefäßen ausgetreten ist – untersucht. Sieben Augenärzte bewerteten unabhängig voneinander die Besserung hinsichtlich der Blutungen und der Exsudate, ohne zu wissen, welches Medikament der jeweilige Patient erhalten hatte. Sowohl die Blutungen als auch die Exsudate in der Retina besserten sich bei den meisten Patienten, die Pycnogenol® einnahmen. Das Ergebnis dieser Studie legt nahe, dass Pycnogenol® effektiver wirkt als Calciumdobesilat.

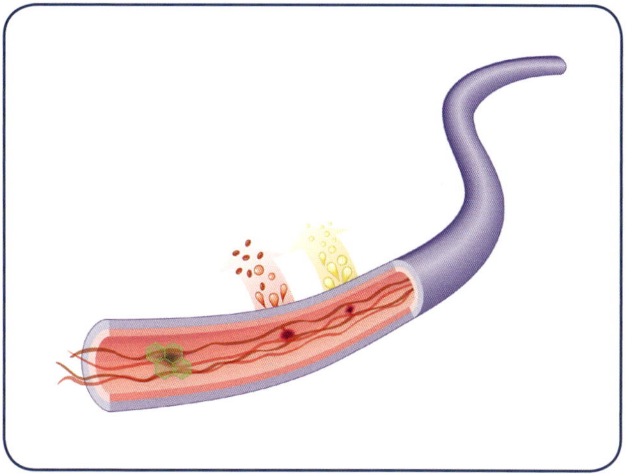

Abbildung 6.3: Pycnogenol® stärkt die Kapillargefäße in der Retina und reduziert so das Austreten von Flüssigkeiten und Mikroblutungen in der Retina.

Studie zum Nachweis reduzierter Blutungen

In einer weiteren klinischen Studie erhielten 40 Patienten mit Retinopathie eine intravenöse Injektion mit dem Farbstoff Fluoreszein, der die Identifikation und Quantifizierung von vorübergehenden Blutungen in der Retina durch die Messung der Fluoreszenzintensität erleichtert. Eine schnelle Folge von Angiografien ermöglicht die Aufnahme der Blutflussdynamik in der Retina und die Beurteilung des Zustandes der Blut-Retina-Schranke. Die Mikroangiografie wurde mithilfe einer halbquantitativen, vierstufigen Skala von gesund (= 0) bis zu schweren Blutungen (= 3) bewertet. Nach der dreimonatigen Behandlung mit täglich 150 mg Pycnogenol® waren die Blutungen in der Retina deutlich zurückgegangen. (siehe 8.)

Pycnogenol® verbessert die Sehschärfe bei Retinopathie im Frühstadium

Eine klinische Studie an 46 Probanden mit Retinopathie im Frühstadium, die durch leichte bis mittlere Retinaödeme charakterisiert war ergab nach einer dreimonatigen Behandlung mit täglich 150 mg Pycnogenol® eine deutliche Verbesserung des Sehvermögens, während in der Kontrollgruppe keinerlei Wirkung festzustellen war. Mit Pycnogenol® verbesserte sich das Sehvermögen anhand eines Snellen-Sehtests-

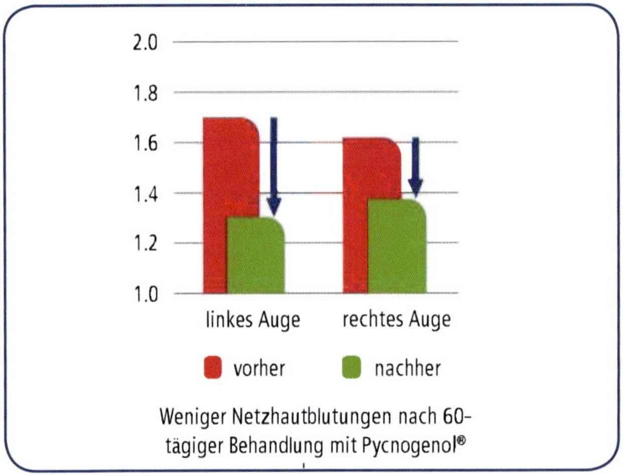

Abbildung 6.4: Nach drei Monaten vermindert Pycnogenol® Mikroblutungen in der Retina deutlich.

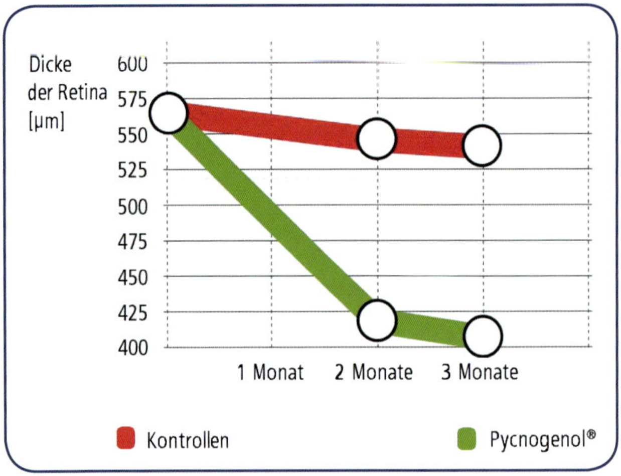

Abbildung 6.5: Pycnogenol® reduziert Ödeme der Retina bei Retinopathie. (Siehe 9.)

von einem Ausgangswert von 14/20 auf 17/20. Des Weiteren wurde in dieser Studie festgestellt, dass die Retinaödeme durch die Einnahme von Pycnogenol® über drei Monate deutlich zurückgegangen waren. Der Grund dafür war die durch Pycnogenol® verbesserte Stärke der Kapillarwände. (siehe 9.)

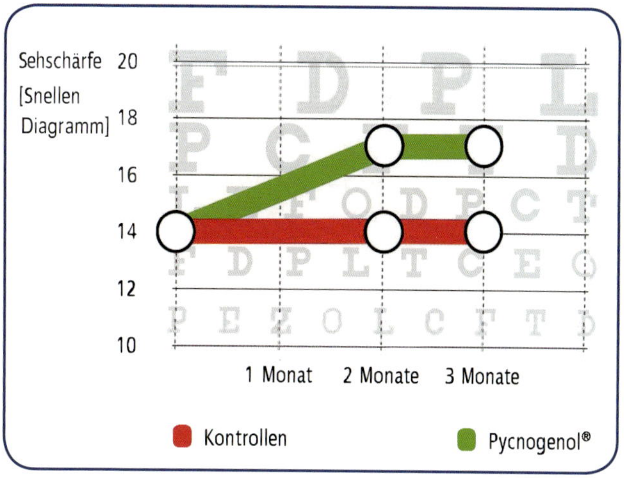

Abbildung 6.6: Pycnogenol® verbessert die Sehschärfe bei Retinopathie. (Siehe 9.)

Nach der Einnahme von Pycnogenol® wurde die Strömungsgeschwindigkeit des Blutes um rund 30 % deutlich erhöht, was auf eine bessere Durchblutung des Retinagewebes hinweist. Dies gilt als der Grund für die bessere Sehschärfe. (siehe 9.)

Multizentrische Studie mit 1.169 Retinopathiepatienten

Der eindrucksvollste Beweis, dass Pycnogenol® die Sehkraft bei Patienten mit Retinopathie erhält, stammt aus einer multizentrischen Studie in Deutschland. In dieser sechsomonatigen Studie nahmen 1.169 Teilnehmer mit Typ-1- oder Typ-2-Diabetes Pycnogenol® in Dosen zwischen 20 und 160 mg, abhängig von der Schwere der Retinablutungen. Die Studie belegte, dass nach durchschnittlich sechs Monaten die Sehkraft nicht weiter nachließ. Damit konnte nachgewiesen werden, dass Pycnogenol® effektiv das Voranschreiten der Retinopathie stoppt. Das Fazit der Studie laute-te: „Pycnogenol® hat großen therapeutischen Nutzen für Patienten mit diabetischer Retinopathie." (siehe 7.)

Fassen wir die gesundheitlichen Vorteile von Pycnogenol® bei diabetischer Retinopathie zusammen: Pycnogenol® bietet als wirksames Antioxidans Schutz gegen freie

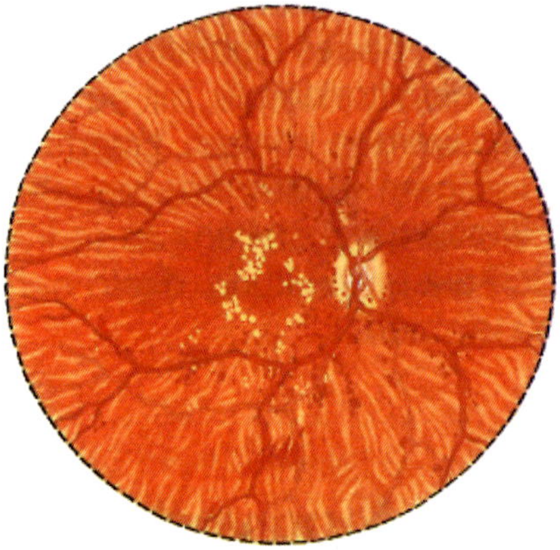

Abb. 6.7 diabetische Retinopathie

Radikale und degenerative Prozesse in den Augen, die in Verbindung mit oxidativem Stress auftreten können. Die antioxidativen Eigenschaften von Pycnogenol® wirken synergistisch im Auge mit lipophilen Antioxidantien wie Lutein zusammen.

Die positive Wirkung von Pycnogenol® auf die Gefäße ist für Patienten mit Retinopathie ein entscheidender Vorteil. Pycnogenol® verbessert die kapillare Filtration deutlich, während es Mikroblutungen effektiv stillt. Die bessere Durchblutung des Retinagewebes durch die Verbesserung der Endothelfunktion durch Pycnogenol® hilft, die durch die Retinopathie verlorene Sehkraft teilweise wiederherzustellen.

Nierenschäden

Die schädigende Wirkung eines dauerhaft überhöhten Glukosespiegels im Blut schädigt nicht nur die Kapillargefäße des Auges, sondern auch die Kapillargefäße in der Niere. Auch diese Kapillargefäße werden undicht. In der Niere führt dies dazu, dass Proteine aus den Blutkapillaren in den Urin gelangen. Dieser Proteinverlust über den Urin schreitet langsam während der Diabeteserkrankung voran. Auch diese Organschädigung verläuft umso schwerer, je mehr der Blutzucker außer Kontrolle gerät. Mit einer strengen Überwachung des Blutzuckers kann das schlussendlich drohende Nierenversagen verhindert werden.

Bessere Nierendurchblutung, geringere Ausscheidung von Proteinen mit dem Urin

Wie zu erwarten war, ergab eine klinische Untersuchung an 48 Patienten mit Diabetes in den USA, dass die Einnahme von Pycnogenol® die Ausscheidung von Proteinen mit dem Urin reduzierte und die Nierendurchblutung verbessert wurde (siehe 4.). Auch in einer italienischen Studie konnte der Verlust lebenswichtiger Proteine bei 31 Patienten mit Diabetes und 26 Patienten mit hohem Blutdruck reduziert werden. Die Messung der Nierendurchblutung belegte die bessere Durchblutung der Nieren (siehe 10.).

Tabelle 6.2: Täglich ausgeschiedenes Albumin.

	Kontrollgruppe	Pycnogenol®
Anfangswert	87 mg	91 mg
6 Monate	64 mg	39 mg
Reduktion	26 %	57 %

Durchblutungsstörungen in den Unterschenkeln

Eine weitere ernsthafte Komplikation bei Diabetes ist die schlechte Durchblutung der Unterschenkel, die zu Hautgeschwüren führt. Das „offene Bein" kann zu schwerwiegenden Komplikationen führen. Wir werden dieses Problem in Kapitel sieben zur Hautgesundheit erörtern.

Die große Bandbreite der positiven Effekte von Pycnogenol® für Patienten mit Diabetes

Wenn wir die in diesem Kapitel geschilderten Ergebnisse in ihrer Gesamtheit betrachten, zeigt sich, dass die Erfahrungsberichte der ersten Konsumenten unsere Forschung ganz wesentlich beeinflusst haben. Die über einen Zeitraum von rund 30 Jahren erarbeiteten Resultate empfehlen Pycnogenol® als ein exzellentes Nahrungsergänzungsmittel für Patienten, bei denen ein leichter Typ-2-Diabetes vermutet wird oder bereits vorliegt.

Pycnogenol® ist nicht nur hervorragend geeignet, weil es den Blutzucker normalisiert, sondern besonders wegen seiner weitreichenden präventiven Wirkung gegen die schwersten Komplikationen bei Diabetes: bei Hypertonie, Atherosklerose, Augen- und Nierenschäden und bei Geschwüren der Unterschenkel.

Dabei sollte nicht vergessen werden, dass Patienten mit Diabetes einem erhöhten Risiko für Herzerkrankungen ausgesetzt sind und dass Pycnogenol® hilft, Herz-Kreislauf-Probleme zu vermeiden.

Quellenverzeichnis zu Kapitel sechs

1. Maritim A, Dene BA, Sander RA, et al. Effect of Pycnogenol® treatment on oxidative stress in streptozotocin-induced diabetic rats. J Biochem Mol Toxicol 17: 193–199, 2003

2. Lau et al. French maritime pine bark extract Pycnogenol® dose-dependently lowers glucose in type II diabetic patients. Diabetes Care 27: 839, 2004

3. Liu X, Wei J, Tan F, et al. Antidiabetic effect of Pycnogenol® French maritime pine bark extract in patients with diabetes type II. Life Sci, 75:2505–2513, 2004

4. Zibadi S, Rohdewald P, Park D, et al. Reduction of cardiovascular risk factors in subjects with type 2 diabetes by Pycnogenol® supplementation. Nutr Res 28: 315–320, 2008

5. Schäfer A, Högger P. Oligomeric procyanidins of French maritime pine bark extract (Pycnogenol®) effectively inhibit alpha-glucosidase. Diabetes Res Clin Pract 77: 41–46, 2007

6. Lee HH, Kim K-J, Lee OH, et al. Effect of Pycnogenol® on glucose transport in mature 3T34-L1 adipocytes. Phytother Res 24: 1242–1249, 2010

7. Schönlau F, Rohdewald P. Pycnogenol® for diabetic retinopathy: A review. Int Ophtalmol 24: 161–171, 2002

8. Spadea L, Balestrazzi E Treatment of vascular retinopathy with Pycnogenol®. Phytother Res 15: 219–223, 2001

9. Steigerwalt R, Belcaro G, Cesarone MR, et al. Pycnogenol® improves microcirculation, retinal edema, and visual acuity in early diabetic retinopathy. J Occul Pharmacol Ther 25: 537–540, 2009

10. Stuard S, Belcaro G, Cesarone MR, et al. Kidney function in metabolic syndrome may be improved with Pycnogenol®. Panminerva Med 52: 27–32, 2010

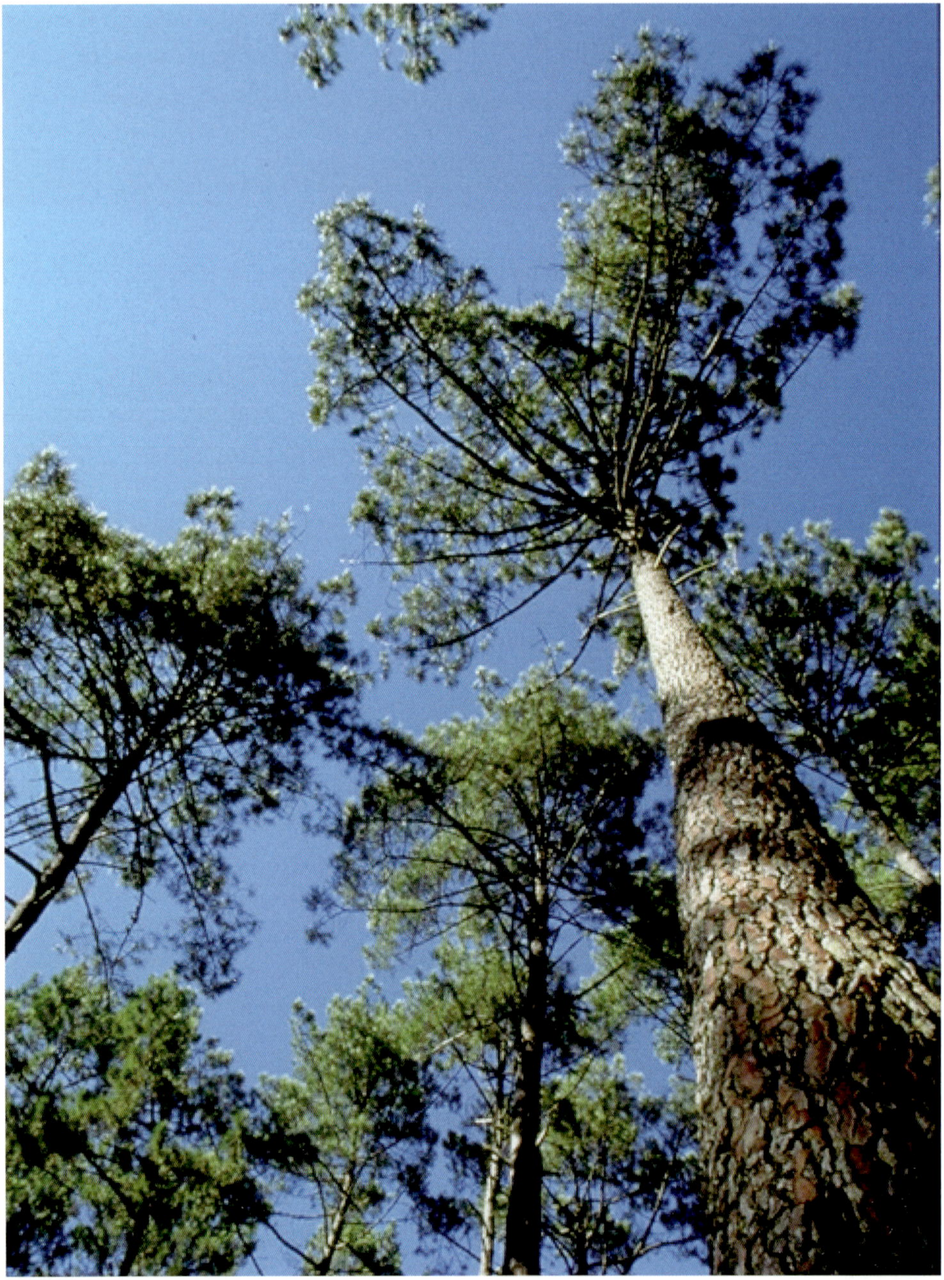

Kapitel sieben | Mehr als ein orales Kosmetikum: Gesunde und schöne Haut

Schöne Haut ist keine Frage der Eitelkeit – sie ist ein wichtiger Faktor für unsere allgemeine Gesundheit. Die Haut ist die erste Barriere gegen die Strapazen des Alltags. Sie ist ein lebenswichtiges Organ, das diverse Funktionen erfüllt. Die Haut schützt uns vor der Umwelt, erhält den Flüssigkeitshaushalt und die Körpertemperatur und ist Teil des Immunsystems. Pycnogenol® wird von vielen Anwendern als „orales Kosmetikum" bezeichnet. Pycnogenol® verjüngt die Haut, indem es Gewebe erneuert, die Haut flexibler und glatter macht und so zu gesünderer, jünger wirkender Haut mit weniger Falten und Verfärbungen führt. Die unten folgenden klinischen Studien haben bewiesen, dass die Nahrungsergänzung mit Pycnogenol® zu messbaren Verbesserungen der Haut führt.

Pycnogenol® hilft der Haut, ihre Elastizität teilweise zurückzuerlangen – ein entscheidender Faktor für glatte und jung wirkende Haut. Pycnogenol® hat eine hohe spezifische Affinität zu Kollagen und Elastin, den wichtigsten Proteinen der Haut. (siehe 1.) Es bindet wie ein Magnet Kollagen und Elastin, verbindet sich mit diesen und schützt die Proteine vor freien Radikalen und zerstörerischen Enzymen. Die gefährlichsten Enzyme sind Kollagenasen und Elastasen. Diese zerstören die wichtigsten Strukturelemente der Haut. Beide Enzyme werden nach der Einnahme von Pycnogenol® gehemmt. (siehe 1.) Neben dem Kollagenschutz hat eine Studie ergeben, dass Pycnogenol® auch die Produktion neuer Fasern anregt. Dies macht die Haut glatter, elastischer und faltenfreier. (siehe 2.)

Pycnogenol® stimuliert auch die Produktion von Hyaluronsäure im Körper (siehe 2.). Diese Säure ist für die Speicherung von Wasser, die Wundheilung und das Auffüllen von faltiger Haut wichtig. Dies wirkt dem altersbedingten Dünnerwerden der Haut entgegen. Die Fülle und Elastizität der Haut sind wichtig für ein glattes Hautbild.

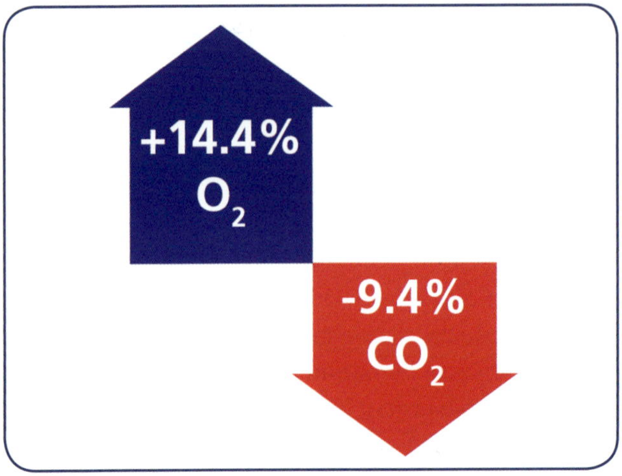

Abbildung 7.1: Pycnogenol® verbessert die Hautatmung. (Siehe 3.)

Pycnogenol® verbessert die Mikrozirkulation in der Haut

Pycnogenol® verbessert das Hautbild nicht nur durch seine Wirkung auf die Hautproteine. Die Einnahme von Pycnogenol® verbessert auch die Mikrozirkulation, welche die Haut hydriert und mit Sauerstoff und Nährstoffen versorgt. Die verbesserte Mikrozirkulation beschleunigt auch die Entfernung von Giftstoffen aus der Haut.

Und wie gesagt: Es geht nicht nur um die Schönheit, es geht um die allgemeine Gesundheit. Schauen wir uns einmal an, wie die Verbesserung der Mikrozirkulation nicht nur zu gesünderer Haut führt, sondern bei Patienten mit Diabetes auch Geschwüre verhindern kann, die sonst zur Amputation führen können.

Pycnogenol® erhöht die Produktion von endothelialem Stickstoffmonoxid (NO), einem Schlüsselfaktor zur Entspannung der Arterien. Stickstoffmonoxid ermöglicht eine optimale Durchblutung. Pycnogenol® erhöht nachweislich die Durchblutung der Haut (siehe 3.). Dies konnte durch eine erhöhte Sauerstoffkonzentration und eine entsprechend niedrigere Kohlendioxidkonzentration in den obersten Hautschichten festgestellt werden (siehe Abb. 7). Diese Studie belegte eine verbesserte Wundheilung (bzw. Heilung von Geschwüren) bei Personen mit gestörter Mikrozirkulation. Eine verbesserte Hautdurchblutung stellt die optimale Versorgung mit allen wichtigen Nährstoffen sowie einen besseren Feuchtigkeitsgehalt der Haut sicher. Unter der Überschrift „Narben und Geschwüre“ werden wir dies weiter ausführen.

Klinische Studie zur Hautverjüngung mit Pycnogenol®

Eine Studie zu den Effekten von Pycnogenol® auf die Haut wurde an der Universität Düsseldorf in Deutschland durchgeführt. (siehe 2.) Zusätzlich zur Überprüfung der Wirkung von Pycnogenol® auf die Elastizität und Glätte der Haut konnte die Studie auch Informationen zur Wirkweise von Pycnogenol® auf molekularer Ebene gewinnen. An der Studie nahmen 20 Freiwillige im „reifen Alter“ zwischen 55 und 68 Jahren teil.

Von den Teilnehmern wurden Hautbiopsien aus dem Sitzbereich entnommen. Meist weist die Haut in diesem Bereich weniger Schäden durch die Sonne auf. Die Proben wurden zu Beginn der Studie und nach 12 Wochen mit Pycnogenol® genommen. Die Biopsien ergaben deutlich erhöhte Werte für die Boten-RNA (messenger RNA, mRNA), die das Enzym Hyaluronsäure-Synthase (HSA) bilden (exprimieren). Dieses Enzym wird zur Produktion von Hyaluronsäure (HA) benötigt. HA ist ein wichtiger Bestandteil des Hautbindegewebes. Sie trägt zur Erhaltung der Elastizität und der Hydrierung der Haut bei. Die deutliche Erhöhung der HSA-Exprimierung um 44 % nach der Zugabe von Pycnogenol® deutet auf positive Effekte für das Hautbild hin. In den Biopsien wurde auch eine erhöhte Exprimierung (29–41 %) der mRNA für Kollagen festgestellt. Das beweist, dass die Synthese von Kollagen, des zweiten wichtigen Hautbestandteils, ebenfalls stimuliert wurde.

In der nächsten Stufe der Studie wurden die kosmetischen Effekte von Pycnogenol® mithilfe von wissenschaftlichen Methoden gemessen. Die Hautfeuchtigkeit wurde mit einem Corneometer gemessen, das die elektrischen Eigenschaften der Haut erfasst. Die Hautfeuchtigkeit war nach 6 Wochen erhöht, nach 12 Wochen jedoch niedriger – wobei Letzteres eventuell auf saisonale Einflüsse im Sommer zurückzuführen ist. Bei einer Untergruppe aus 13 Freiwilligen mit trockener Haut verbesserte sich die Hautfeuchtigkeit um 21 %. (siehe 2.)

Die Elastizität der Haut wurde optisch mithilfe eines Cutometers gemessen, das ein Vakuum erzeugt, um an der Haut zu ziehen und diese dann wieder loszulassen. Die Elastizität hatte sich nach 6 und 12 Wochen deutlich verbessert. Auch die Hauterschlaffung war nach der Gabe von Pycnogenol® gesunken.

Falten wurden mithilfe eines Visioscan-Geräts vermessen. Dabei wurde eine Verminderung der Falten um 3 % und glattere Haut festgestellt.

Wenn wir alle Daten kombiniert betrachten, erhalten wir die schlüssige Erklärung für die verbesserte Hautelastizität und -hydrierung: beide Faktoren werden durch die erhöhte Synthese von HA und Kollagen beeinflusst.

Weitere Belege

Diese Ergebnisse stimmen mit früheren Erkenntnissen überein, die mit einer komplexen Rezeptur gewonnen wurden, in der Pycnogenol® enthalten war. In einer placebokontrollierten Doppelblindstudie an 62 Frauen wurde die Hautelastizität nach einem 6-wöchigen Testzeitraum um 9 % verbessert. (siehe 4.) Auch bei dieser Untersuchung wurde ein Cutometer verwendet. Die Hautrauhheit wurde über die Abbildung der dreidimensionalen Mikrotopografie bewertet. Die Messungen ergaben, dass die Hautrauhheit um 6 % zurückgegangen war.

In einem umfassenderen Bild von der Bedeutung von Pycnogenol® für die Haut dürfen seine schützenden Eigenschaften nicht außer Acht gelassen werden. Dabei ist der Schutz vor UV-Strahlung durch Pycnogenol® der wichtigste Faktor. Die Hemmung der Hautproteine zerstörenden Enzyme durch Pycnogenol® ist ebenfalls ein bedeutender Aspekt für die Hautelastizität – hier ist besonders die Schutzwirkung vor Elastase zu nennen. Dieses Enzym zerstört das wichtigste Strukturprotein der Haut, das Elastin.

Der Synergie-Effekt aus dem Schutz der bestehenden Struktur und der Produktion neuer Strukturelemente macht Pycnogenol® zu einem ausgezeichneten Mittel zur Hautpflege.

Braune Flecken, Hyperpigmentierung und Hautaufhellung

Vielen Frauen ist eine helle Haut sehr wichtig – sie gilt insbesondere in Asien als Schönheitsmerkmal. Im Gegensatz zu Europäerinnen und Amerikanerinnen gehen Asiatinnen nicht ins Sonnenstudio, sie schützen ihre empfindliche Haut vor der Falten verursachenden Wirkung der Sonne.

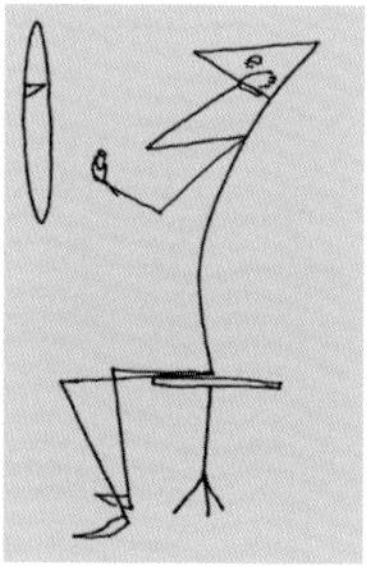

Die Aminosäure Tyrosin schützt die Haut vor UV-Strahlung, indem sie das schwarz-braune Pigment Melanin produziert. Die Melaninsynthese beginnt, nachdem die Haut der UV-Strahlung ausgesetzt wurde. Das Enzym Tyrosinase sowie andere Enzyme beschleunigen die Produktion von Melanin. Die von den Freiwilligen der Studie in Düsseldorf genommenen Biopsien ließen erkennen, dass Pycnogenol® die Kodierung von Tyrosinase und zweier weiterer Enzyme durch die RNA reduziert, die zur Synthese von Melanin benötigt werden. (siehe 5.) Pycnogenol® hemmt also die Biosynthese von Melanin sowohl durch die Deaktivierung freier Radikale als auch durch die Hemmung der Enzyme, die Melanin produzieren. Pycnogenol® schützt die Haut sehr effektiv vor Sonnenbrand, sodass weniger Melanin benötigt wird.

Pycnogenol® war viermal wirksamer als der Melaninhemmer Kojisäure. (siehe 6.) Diese Ergebnisse erklären, wie Pycnogenol® die Größe und Intensität von dunklen Hautflecken, sogenannten Melasmen, reduziert. Eine klinische Studie mit 30 Frauen ergab innerhalb von 30 Tagen eine deutliche Aufhellung der Flecken. (siehe 7.)

Pycnogenol® schützt vor Sonnenbrand

Es ist allgemein bekannt, dass die Sonne nicht immer unser Freund ist. Sie hilft uns zwar, das nötige Vitamin D zu produzieren, aber über die Jahre kann die Haut durch die UV-Strahlung beschädigt werden. Falten und/oder Krebs sind die Folge. Sonnenbrand ist eine Entzündung, die durch freie Radikale verursacht wird. Diese werden durch die Wirkung des Sonnenlichts auf die Fettbestandteile der Haut produziert. Pycnogenol® hilft, uns vor den Schäden durch freie Radikale zu schützen. Studien haben erwiesen, dass die Expositionsdauer bis zur Entwicklung eines Sonnenbrands mit Pycnogenol® erhöht werden kann. Pycnogenol® sollte jedoch nicht Ihr einziger Sonnenschutz sein. Nutzen Sie außerdem Sonnencreme, tragen Sie einen Hut und machen Sie sich bewusst, wie lange Sie sich in der Sonne aufhalten. Es ist jedoch ebenso wichtig, genug Vitamin D zu produzieren.

Pycnogenol® kann sowohl als externer als auch als interner Sonnenschutz verwendet werden. Professor Rohdewald nahm selbst an solchen Studien teil. Er markierte verschiedene Bereiche auf seinem Unterarm, trug verschieden starke Pycnogenol®-Gels auf diese auf und setzte seinen Unterarm UV-Strahlung aus. Pycnogenol® schützte die Haut abhängig von der Dosis unterschiedlich stark: je höher die Pycnogenol®-Konzentration war, desto besser wurde die Haut geschützt. Professor Rohdewald erinnert sich: „Die roten Stellen in den ungeschützten Bereichen waren zum Teil noch ein halbes Jahr später auf meinem Arm zu sehen, doch die mit Pycnogenol® geschützten Bereiche waren nach einer Woche schon wieder völlig normal.“

Sonnenschutz von innen

Im Jahre 2001 von Professor Lester Packer (Univ. California, Berkeley) und Ronald Watson (Univ. Arizona, Tucson) in den USA durchgeführte Studien ergaben, dass die Verwendung von Pycnogenol® über vier Wochen die Rötung der Haut durch die Sonne verzögerte. (siehe 8.)

Gesunde amerikanische Freiwillige wurden mit UV-Licht bestrahlt, um ihre individuelle minimale Erythemdosis (MED) zu bestimmen. Das ist die Menge an

UV-Strahlung, die notwendig ist, um eine leichte Hautrötung hervorzurufen. Danach nahmen die Teilnehmer eine Woche lang ein Milligramm Pycnogenol® pro Kilogramm Körpergewicht zu sich. Danach wurde die MED erneut gemessen. Die notwendige UV-Dosis, um eine leichte Hautrötung hervorzurufen, war um 60 % erhöht.

In der folgenden Woche wurde die Pycnogenol®-Dosis auf 1,7 mg pro Kilogramm Körpergewicht erhöht. Dadurch erhöhte sich die MED im Vergleich zum Ausgangswert um 85 %. Nach der Einnahme reduziert Pycnogenol® also Schäden durch UV-Strahlung. Pycnogenol® schützt die Haut vor Schäden durch die Sonne – egal ob es von außen als Gel aufgetragen oder als Tablette oder Kapsel eingenommen wird.

Hautkrebs

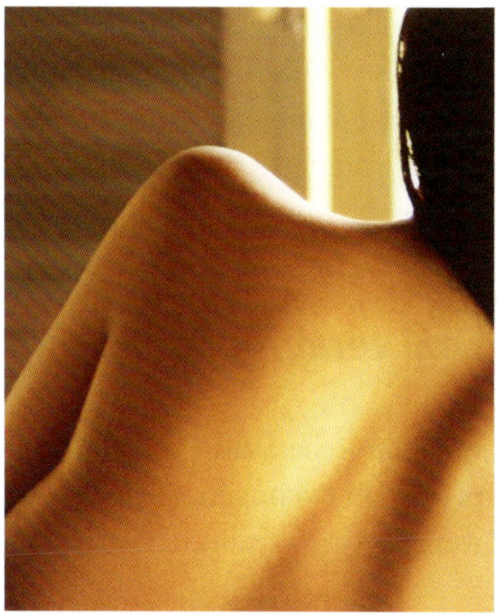

Eine australische Forscherin wollte herausfinden, ob Pycnogenol® auch helfen könnte, UV-Schäden und Hautkrebs zu verhindern. Experimente in Ungarn hatten bereits gezeigt, dass eine Pycnogenol®-Creme bei rasierten Ratten Hautschäden reduzierte, wenn diese vor der Bestrahlung mit UV-Licht aufgetragen wurde. (siehe 9.) Da Pycnogenol® UV-Strahlung absorbiert, wirkt es in diesen Experimenten als Sonnenschutz. In Australien wurden noch empfindlichere Nager verwendet. (siehe 10.)

Wie man sich vorstellen kann, reagieren Albino-Mäuse ohne Fell sehr empfindlich auf UV-Strahlung. Bei diesen Mäusen kommt es vergleichsweise schnell zu Hautkrebs. Im Rahmen einer Studie wurden diese Mäuse nach der Bestrahlung mit UV-Licht lokal mit Gels behandelt, die Pycnogenol® enthielten. Wie von den ungarischen Experimenten zu erwarten war, linderte das Pycnogenol®-Gel den Sonnenbrand bei

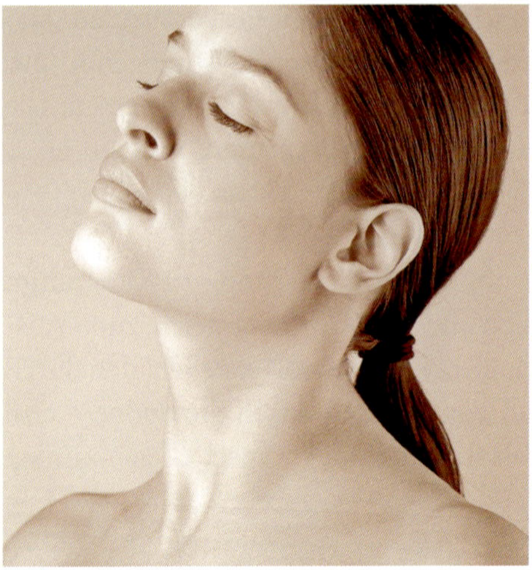

den Mäusen. Je höher die Konzentration im Gel war, desto weniger Entzündungen wurden durch die UV-Strahlung verursacht. Die Strahlung schädigt auch immunkompetente Zellen in der Haut. Diese durch die UV-Strahlung verursachte Immunsuppression wurde durch die Pycnogenol®-Gele reduziert.

Das wichtigste Resultat dieser Studie war jedoch der Schutz vor Hautkrebs. Die tägliche Anwendung einer Pycnogenol®-Creme reduzierte das Auftreten von Hauttumoren im Vergleich zu unbehandelten, jedoch ebenfalls bestrahlten Kontrollmäusen auf 85 %. Einige Mäuse hatten auch nach 30 Wochen UV-Bestrahlung keinerlei Tumoren. Die nicht behandelten Kontrollmäuse entwickelten durchschnittlich 5,2 Tumoren, wogegen die behandelten Mäuse durchschnittlich nur 3,5 Tumoren hatten. Die Reduktion von Hautkrebs steht mit dem Schutz des Immunsystems in den Hautzellen in Verbindung. Pycnogenol® fungierte in diesen Experimenten also sowohl als Schutz vor den Symptomen eines Sonnenbrands als auch als Mittel zur Reduktion des Hautkrebsrisikos.

Oral verabreichtes Pycnogenol® schützt vor Hautkrebs

Eine ähnliche Studie mit derselben Art unbehaarter Mäuse in Griechenland überprüfte, ob Pycnogenol® die Folgen der UV-Strahlung auch dann verhindern konnte, wenn es oral verabreicht wurde. (siehe 11.)

Den Mäusen wurde täglich Pycnogenol® im Trinkwasser verabreicht. Zwei Wochen nach Beginn der Gabe von Pycnogenol® wurden sie mit UV-Licht bestrahlt. Das Ergebnis dieser Studie war sehr überzeugend: Die mit Pycnogenol® behandelten Mäuse entwickelten sechs Wochen später Hauttumoren als die nicht behandelte Kontrollgruppe. Sechs Prozent der weiblichen Mäuse in der Kontrollgruppe entwickelten

Tumoren, aber keine Maus in der Pycnogenol®-Gruppe. Dementsprechend hatten männliche, nicht behandelte Mäuse drei Tumoren, die mit Pycnogenol® behandelten dagegen nur einen. Bei den weiblichen Mäusen waren die Ergebnisse noch eindeutiger. In der nicht behandelten Gruppe hatten sich zwei Tumoren entwickelt, während bei den Mäusen, die mit Pycnogenol® behandelt wurden, überhaupt keine Tumoren festzustellen waren.

Diese Experimente belegen auf imposante Weise, dass Pycnogenol® nicht nur als Gel Hautkrebs verhindert, sondern auch dann, wenn es oral verabreicht wird. Da die Stoffwechselprodukte von Pycnogenol®, die im Darmtrakt gebildet werden, freie Radikale bekämpfen und entzündungsfördernde Substanzen hemmen, ist diese Wirkung durchaus verständlich. Diese Stoffwechselprodukte gelangen über den Blutkreislauf in die Haut und neutralisieren die freien Radikale, die durch die UV-Strahlung erzeugt wurden.

Im Rahmen dieser Untersuchung wurde auch entdeckt, dass die behandelten Mäuse länger lebten als die Mäuse in der Kontrollgruppe. Pycnogenol® verlängerte das Leben der männlichen Mäuse um 22 % und das Leben der weiblichen Mäuse um 17 %.

Die Ergebnisse legen nahe, dass Pycnogenol® eine langfristige Schutzwirkung gegen die Entstehung von Hautkrebs hat.

Narben und Geschwüre

Die Hauptbestandteile von Pycnogenol®, die Procyanidine, sind sehr hautaffin. So wird der adstringierende Geschmack von Pycnogenol® in Pulverform beispielsweise dadurch erzeugt, dass Pycnogenol® sich an die Zungenoberfläche bindet. Es ist leicht vorstellbar, dass dieses adstringierende Mittel die Haut an Wundrändern zusammenziehen und so den Wundheilungsprozess beschleunigen könnte.

Wie bereits in früheren Kapiteln erwähnt wurde, unterscheiden sich die aktiven Bestandteile von Pycnogenol® je nach dem, ob es oral eingenommen oder über die

Haut absorbiert wird. Bei der Absorption von Bestandteilen in Pycnogenol® durch die Haut werden nur die kleineren Moleküle aufgenommen. Die großen Procyanidine können die Hautbarriere nicht überwinden. Diese großen Moleküle verbinden sich allerdings fest mit den Proteinen der Haut und haften an der Hautoberfläche. Sie ziehen das Gewebe zusammen und tragen mit ihrer keimhemmenden Wirkung zur Wundheilung bei.

Studien in Ungarn haben gezeigt, dass die Wundheilung tatsächlich beschleunigt wird, wenn die Wunden mit Pycnogenol® behandelt werden. (siehe 12) Wunden, die mit demselben Gel, jedoch ohne Pycnogenol®, brauchten 15 Tage zum Heilen. Identische Wunden, bei denen das Gel zur Behandlung Pycnogenol® enthielt, heilten innerhalb von nur 12 Tagen. Eine wichtige Erkenntnis war, dass sich der Durchmesser der entstandenen Narben von vier auf weniger als zwei Millimeter halbierte. Dies ist für die Schönheitschirurgie sicher von Bedeutung.

Heilung von Geschwüren der Unterschenkel mit Pycnogenol®

Während „normale", nicht infizierte Wunden bei gesunden Menschen üblicherweise kein ernsthaftes Problem darstellen, ist diese Situation für Patienten mit schlecht durchbluteten unteren Extremitäten gefährlicher. Bei diesen Patienten können sich durch die schlechte Durchblutung, Mikrotraumata, Infektionen und chronische Ödeme Wunden, sogenannte Ulzera oder Geschwüre, entwickeln. Solche Geschwüre sind schwer zu behandeln und sie heilen nur sehr langsam.

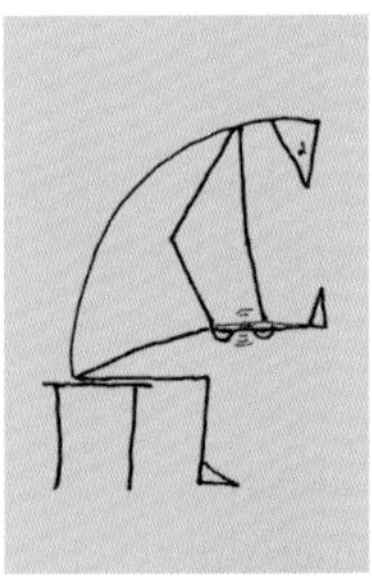

Ein Wissenschaftler in einer Klinik in San Valentino in Italien, der viel Erfahrung in der Behandlung von Venenerkrankungen hatte, wollte herausfinden, ob Pycnogenol® bei der Behandlung solcher Geschwüre helfen würde. Er vermutete, dass die Behandlung der zugrunde liegenden Venenerkrankung vermutlich helfen würde, die Geschwüre zu heilen.

Die venösen Geschwüre schlossen sich nach der Einnahme von Pycnogenol®-Kapseln tatsächlich erstaunlich schnell. Nach 6 Wochen betrug die

Größe der Geschwüre in der Pycnogenol®-Gruppe im Vergleich zur Kontrollgruppe rund ein Drittel. (siehe 13.)

Auf den ersten Blick ist es erstaunlich, dass die Hautgeschwüre auf Pycnogenol® ansprachen, obwohl dieses nicht von außen auf die Geschwüre aufgetragen wurde. Offenbar wirkte das Pycnogenol® von innen. Eine Wirkung von Pycnogenol® war die Verbesserung des Venenkreislaufs. Diese wurde in mehreren klinischen Studien nachgewiesen, auf die wir in Kapitel zehn näher eingehen werden. Die verbesserte Durchblutung führte zur besseren Versorgung mit Sauerstoff und Nährstoffen. Diese unterstützt wiederum das Wachstum neuer Zellen. Außerdem haben die Bestandteile in Pycnogenol® diverse entzündungshemmende Eigenschaften. Die durch die entzündete Wunde produzierten freien Radikale werden durch diese Bestandteile unschädlich gemacht. Sie hemmen auch die Bildung verschiedener entzündungsfördernder Stoffe. Diese Wirkmechanismen helfen, die chronische Entzündung der Wunde zu reduzieren. Schließlich hemmt Pycnogenol® auch Enzyme, sogenannte Kollagenasen, die das Kollagen, einen wichtigen Bestandteil unseres Gewebes, zerstören. Kollagenasen werden bei Entzündungen in großen Mengen produziert.

Der italienische Forscher gab sich jedoch nicht mit der oralen Behandlung von Geschwüren zufrieden. Er erfuhr von der erfolgreichen Behandlung von Wunden mit einem Gel in Ungarn und wollte auch herausfinden, ob eine externe Behandlung mit Pycnogenol® den Heilungsprozess bei den Geschwüren weiter beschleunigen würde.

Professor Belcaro öffnete einfach die Pycnogenol®-Kapseln und bepuderte die Wunden mit einer dünnen Schicht des Kapselinhalts. Außerdem sollten die Patienten die Kapseln weiterhin oral einnehmen. Diese Kombination aus der internen und externen Behandlung war extrem erfolgreich; die Geschwüre verkleinerten sich noch schneller.

Nach sechs Wochen war das Geschwür geheilt: Die Fläche war auf Null geschrumpft.

Die ultimative Herausforderung: Behandlung von diabetischen Geschwüren

Diabetische Geschwüre, vor allem Fußgeschwüre, sind für Ärzte und Patienten ein schwerwiegendes Problem. In den USA und in Großbritannien erfolgen rund 25 % aller Einweisungen ins Krankenhaus aufgrund von Geschwüren. Bei Patienten mit Diabetes ist das Risiko einer Amputation der unteren Extremitäten um 15 bis 46 % erhöht.

Der Behandlungsversuch mit Pycnogenol® hatte gute Aussichten. Zum einen konnte das Mittel venöse Geschwüre effektiv heilen. Bei diabetischen Geschwüren wirkt Pycnogenol® zum anderen auch noch gegen das Kernproblem, den Diabetes.

In der italienischen Klinik wurde eine Vergleichsstudie zwischen Patienten mit Diabetes durchgeführt. Dabei nahmen einige Patienten Pycnogenol® oral ein, bei anderen wurde es lokal als Pulver aufgetragen und eine dritte Gruppe erhielt mit beiden Behandlungen den vielversprechendsten Behandlungsansatz bei diabetischen Geschwüren. (siehe 3.)

Wie erwartet, erwies sich die Behandlung diabetischer Geschwüre als komplizierter; eine vollständige Heilung konnte innerhalb von 6 Wochen nicht erreicht werden. Die Einnahme der Kapseln reduzierte die Größe der Geschwüre jedoch um 10 % im Vergleich zur Kontrollgruppe. Der lokal verabreichte Inhalt der Kapseln verringerte sie nochmals um weitere 10 %. Die Kombination aus der internen und der externen Behandlung reduzierte die Geschwürgröße um 68 %.

Das ist für den Zeitraum von nur 6 Wochen ein überragendes Ergebnis, das für die Entwicklung einer Pulver- oder Schaumrezeptur mit Pycnogenol® gegen Wunden und Geschwüre spricht.

Pycnogenol® ist mehr als ein orales Kosmetikum: Es könnte auch, rechtzeitig angewandt, vor einer Amputation retten.

Quellenverzeichnis zu Kapitel sieben

1. Grimm T, Schäfer A, Högger P. Antioxidant activity and inhibition of matrix metalloproteinases by metabolites of maritime pine bark extract (Pycnogenol®). J Free Radic Biol Med 36: 811–822, 2004

2. Marini A, Grether-Beck S, Jaenicke T, et al. Pycnogenol® Effects on Skin Elasticity and Hydration Coincide with Increased Gene Expressions of Collagen Type I and Hyaluronic Acid Synthase in Women. Skin Pharmacol Physiol 25: 86–92, 2012

3. Belcaro G, Cesarone MR, Errichi BM, et al. Diabetic Ulcers: Microcirculatory improvement and faster healing with Pycnogenol®. Clin Appl Thromb Hemost 12: 205–212, 2006

4. Segger D, Schönlau F. Supplementation with Evelle® improves smoothness and elasticity in a double blind, placebo-controlled study with 62 women. J Dermatolog Treat 15: 222–226, 2004

5. Krutmann et al – in Vorbereitung.

6. Kim YJ, Kang KS, Yokozawa T. The anti-melanogenic effect of Pycnogenol® by its anti-oxidative actions. Food and Chemical Toxicol 46: 2466–2471, 2008

7. Ni Z, Mu Y, Gulati O. Treatment of melasma with Pycnogenol®. Phytother Res 16: 567–571, 2002

8. Rhin B, Saliou C, Bottin MC, et al. From ancient remedies to modern therapeutics: Pine bark uses in skin disorders revisited. Phytother Res 15: 76–78, 2001

9. Blazsó G, Gábor M, Rohdewald P. Antiinflammatory activities of procyanidin-containing extracts from Pinus pinaster Ait. after oral and cutaneous application. Pharmazie 52: 380–382, 1997

10. Sime S, Reeve VE. Protection from inflammation, immunosuppression and carcinogenesis induced by UV radiation in mice by topical Pycnogenol®. Photochem Photobiol 79: 193–198, 2004

11. Kyriazi M, Yova D, Rallis M, et al. Cancer chemopreventive effects of Pinus maritime bark extract on ultraviolet radiation and ultraviolet radiation-7,12 dimethylbenz(a) anthracene induced skin carcinogenensis of hairless mice. Cancer Lett 237: 234–241, 2006

12. Blazso G, Gabor M, Schönlau F, Rohdewald P. Pycnogenol® accelerates wound healing and reduces scar formation. Phytother Res 18: 579–581, 2004

13. Belcaro G, Cesarone MR, Errichi BM, et al. Venous Ulcers: Microcirculatory Improvement and Faster Healing with Local Use of Pycnogenol®. Angiology 56: 699–705, 2005

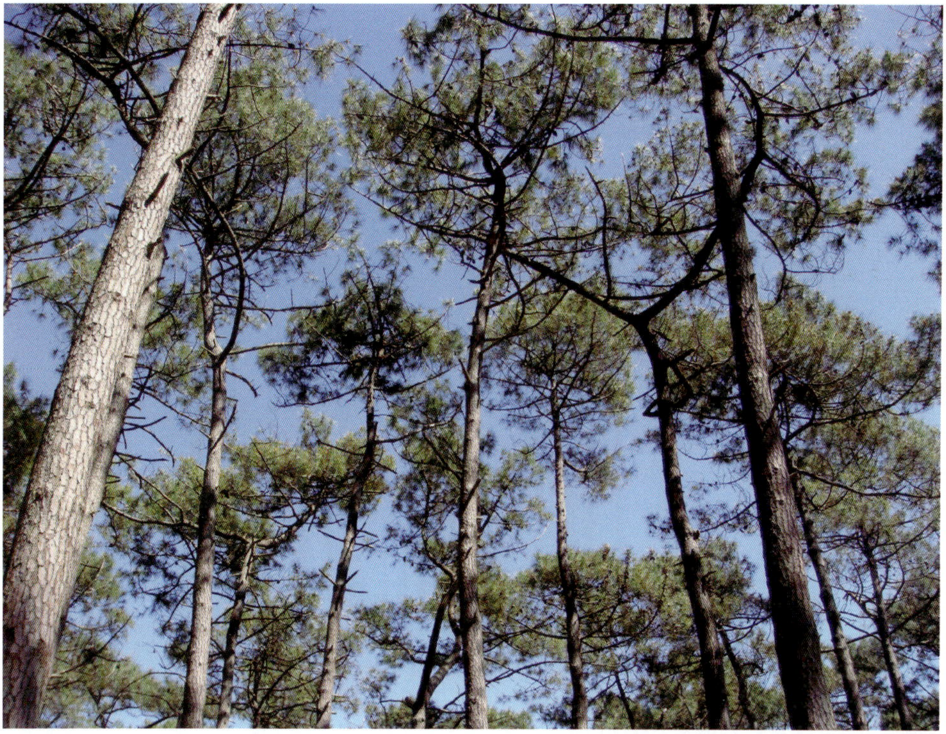

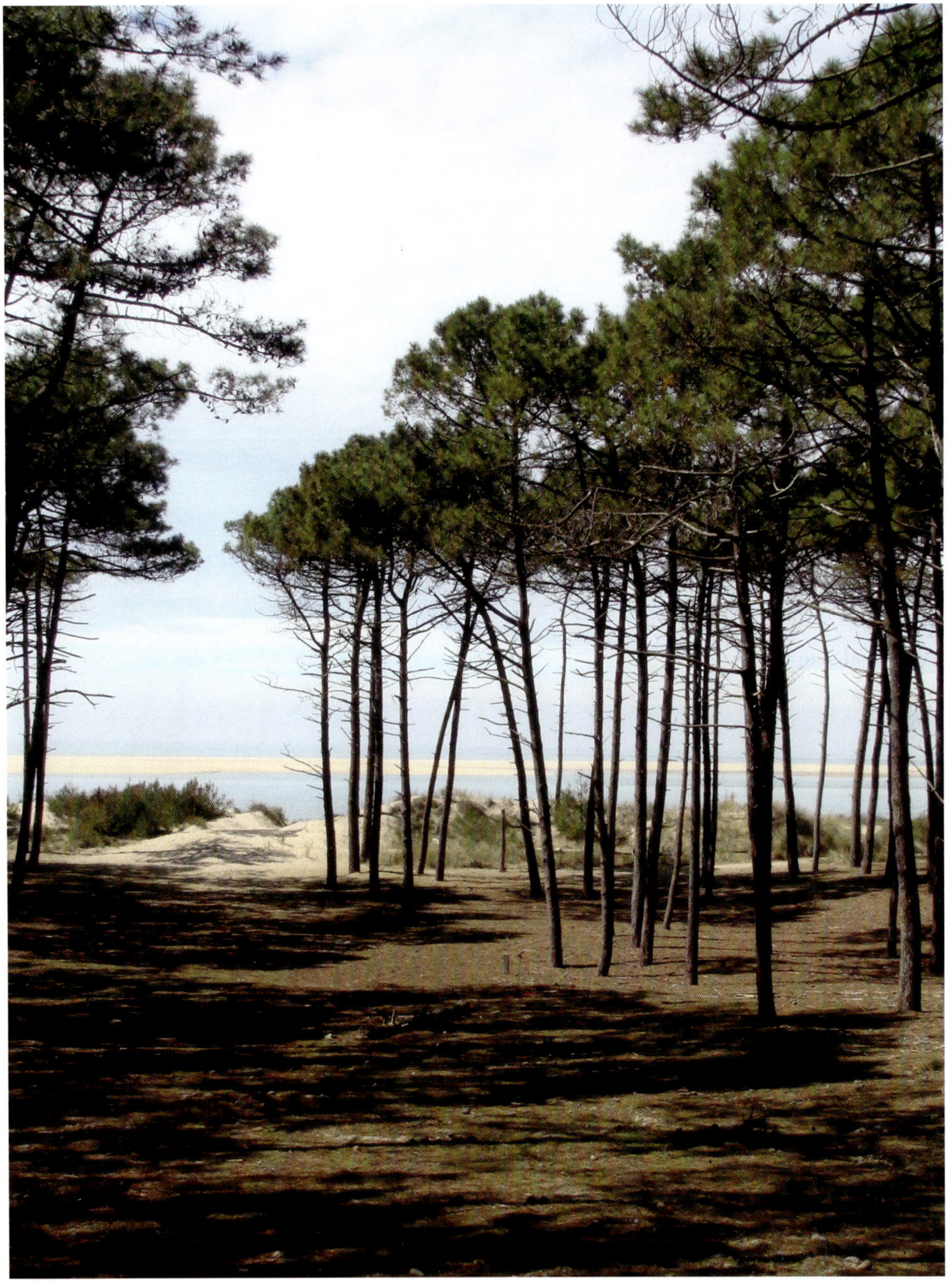

Kapitel acht | Länger gesund leben: Zusätzliche Anti-Aging-Effekte von Pycnogenol®: Gedächtnissteigerung und Langlebigkeit

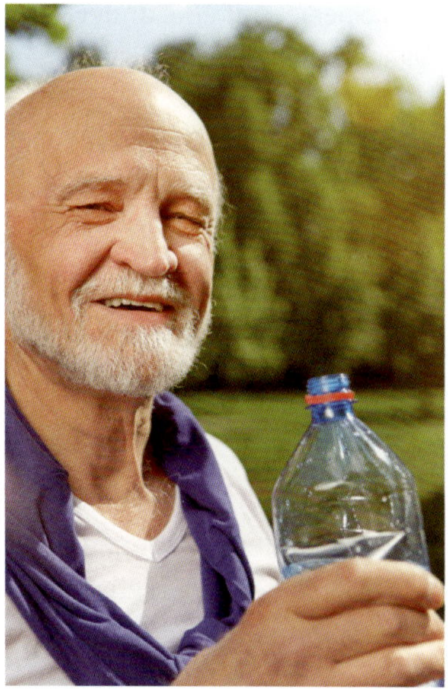

Wir haben bereits erörtert, wie Pycnogenol® unser Risiko für altersbedingte Probleme wie Herzerkrankungen, Krebs und Arthritis reduziert und wie Pycnogenol® unsere Haut jung und gesund erhält. Doch Pycnogenol® hilft auch noch auf andere Arten, unseren Körper gegen die verheerende Wirkung der Zeit zu schützen. Unter anderem erhält es die Hirnfunktionen und sorgt für ein gesundes, langes Leben.

Nach einer seiner Vorlesungen in China wurde Professor Rohdewald gefragt: „Was kann ich erwarten, wenn ich Pycnogenol® nehme?" Er versuchte, seine Antwort kurz zu fassen und antwortete mithilfe seines Dolmetschers: „Wenn Sie regelmäßig Pycnogenol® einnehmen, leben Sie länger und gesünder." Diese Antwort war zufällig sehr nahe am Titel eines der Bücher von Dr. Passwater zu Pycnogenol®: „Live Better Longer". Professor Rohdewald führte weiter aus, wie Pycnogenol® seinen Anwendern zu einem längeren und gesünderen Leben verhelfen könnte, doch der Fragesteller war anscheinend nicht an den „technischen" Details zum Einfluss der Neutralisierung von freien Radikalen und der entzündungshemmenden Wirkung auf die Lebenserwartung interessiert.

Einige Wochen später erhielt Professor Rohdewald eine Nachricht aus China: „Die Studie zum Nachweis der höheren Lebenserwartung durch Pycnogenol® wurde eingeleitet! Noch eine Frage: Welche Pycnogenol®-Dosis würden Sie für Fruchtfliegen empfehlen?"

Diese Frage ist nicht einfach zu beantworten: Wie überträgt man die Dosierung von 1–2 mg pro Kilogramm Körpergewicht für Menschen, die am höchsten entwickelte Spezies auf der Erde, auf das Körpergewicht von nicht einmal 1 mg einer Fruchtfliege? Doch es gibt eine anerkannte Formel zur Übertragung von Dosierungen von einer Spezies auf eine andere, und die chinesische Studie konnte bald beginnen.

Botschaften, die wir sogar aus Studien mit Fruchtfliegen nutzen können

Natürlich haben Menschen nicht viel mit Fruchtfliegen gemeinsam. Doch auch wenn es viele überraschen mag: viele Gene von Menschen und Fruchtfliegen stimmen überein. Daher konnte ein positives Ergebnis der chinesischen Fruchtfliegenstudie möglicherweise auch auf den Menschen anwendbare Informationen zutage bringen.

Wissenschaftler verwenden häufig Fruchtfliegen für ihre Studien, da diese ein zwar kurzes aber hochenergetisches Leben führen. Sie sind ein hervorragendes Modell, um den Einfluss von Umwelt- und genetischen Faktoren auf die Lebenserwartung zu testen.

Einige Studien zur Lebenserwartung an Fruchtfliegen bieten exemplarische Erkenntnisse

Eine männliche Fruchtfliege, die zusammen mit mehreren weiblichen Fruchtfliegen in einem Behälter lebt, hat eine relativ kurze Lebenserwartung. Eine männliche Fruchtfliege, die nur mit einer weiblichen Fruchtfliege zusammenlebt, lebt deutlich länger. Allein lebende männliche Fruchtfliegen leben am längsten.

Wir ziehen daraus keine Schlussfolgerungen

In der chinesischen Studie wurden die männlichen und weiblichen Fruchtfliegen getrennt voneinander betrachtet. Die weiblichen Fruchtfliegen leben länger als die männlichen. Auch unter Menschen werden Männer durchschnittlich nicht so alt wie Frauen. Wenn die männlichen Fruchtfliegen allerdings mit Pycnogenol® gefüttert wurden, lebten diese durchschnittlich 13 % länger. Auf den Menschen übertragen würde sich die Lebenserwartung um 9 Jahre verlängern. Das Leben der weiblichen Fruchtfliegen verlängerte sich durch die Gabe von Pycnogenol® zwar nur um 6 %, doch das entspricht auf den Menschen übertragen immer noch einer durchschnittlich um 4 Jahre verlängerten Lebenserwartung. (siehe 1.)

Die männlichen Fruchtfliegen profitierten also mehr von Pycnogenol® als die weiblichen, doch die weiblichen Fruchtfliegen hatten auch nach der für die Männchen vorteilhafteren Fütterung mit Pycnogenol® eine höhere Lebenserwartung als die männlichen Fruchtfliegen.

Diese Ergebnisse überzeugten 1999 das chinesische Gesundheitsministerium, den folgenden Gesundheitsanspruch für Pycnogenol® zuzulassen: „Pycnogenol® ist für Menschen geeignet, die den Alterungsprozess verlangsamen wollen."

Die Entscheidung, eine so deutliche Aussage zuzulassen, beruht auch auf dem Einfluss freier Radikale auf den Alterungsprozess, der im Rahmen mehrerer Studien sowohl an Fruchtfliegen als auch an anderen Spezies nachgewiesen wurde. Die Entscheidung des chinesischen Gesundheitsministeriums, grundlegende wissenschaftliche Ergebnisse aus einem schnell reagierenden biologischen System zu akzeptieren und keine extrem teuren, langfristigen Studien an älteren Menschen zu verlangen, ist durchaus gerechtfertigt. Solche Studien an Menschen sind nicht praktikabel und werden nicht durchgeführt. Die Tatsache, dass Pycnogenol® alle Arten freier Radikale neutralisieren und die Produktion antioxidativer und entzündungshemmender Enzyme anregen kann, erklärt die Verlängerung der Lebenserwartung.

Die Studie an Fruchtfliegen bestätigt bis zu einem gewissen Grad Professor Rohdewalds kurzgefasste Antwort auf die Frage eines Zuhörers nach einer Vorlesung in China: „Sie werden länger und gesünder leben“. Lassen Sie uns nun erörtern, ob man mit Pycnogenol® auch gesünder altert.

Ein wichtiger Aspekt des gesunden Alterns ist die Funktion unseres Gehirns. Kann die Hirnalterung mit Pycnogenol® verlangsamt werden? Kann Pycnogenol® vielleicht auch das Gedächtnis von jungen Studenten verbessern? Diverse Tests haben diese Fragen mit einem eindeutigen „Ja“ beantwortet.

Gedächtnisstudien

Die ersten Ergebnisse lieferten alte Mäuse. Dabei wurden normale und senile Mäuse miteinander verglichen. Die Gruppen wurden mithilfe von einfachen Gedächtnis- und Lerntests bewertet. Junge Mäuse wurden mit alten Mäusen verglichen – und mit alten Mäusen, die mit 2 verschiedenen Dosen Pycnogenol® gefüttert worden waren.

Wie zu erwarten war, vergaßen die alten Mäuse nach einer kurzen Lernphase von 6 Tagen alles. Die mit Pycnogenol® gefütterten Mäuse meisterten die Aufgaben dagegen immer besser, je mehr Pycnogenol® sie erhielten. 60 % der alten Mäuse konnten die Tests 10 Tage lang absolvieren, nachdem sie 10 mg/kg Körpergewicht zu sich genommen hatten. Mit 5 mg/kg konnten sich noch 50 % der alten Mäuse an die Aufgaben erinnern, während die Quote bei den jungen Mäusen bei 70 % lag. (siehe 2.)

Da sich Gedächtnis und Lernfähigkeit bei den senilen Mäusen so stark verbessert hatten, gingen wir gleich zu Tests an Menschen über.

Auch bei italienischen Freiwilligen konnte das Gedächtnis verbessert werden.

Gesunde Berufstätige zwischen 35 und 55 Jahren und Studenten zwischen 18 und 27 Jahren wurden in Gruppen aus jeweils 33 bis 55 Teilnehmern getestet.

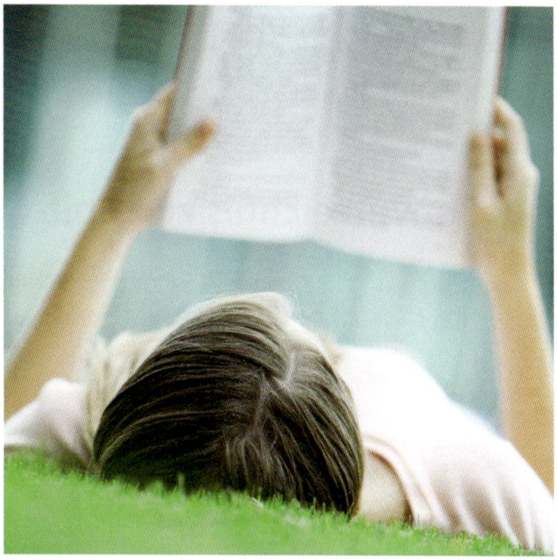

Mithilfe von mehreren Tests wurden die kognitiven Funktionen der Teilnehmer in Bezug auf alltagsrelevante Fähigkeiten überprüft.

Die Berufstätigen konnten ihr Gedächtnis sowie berufliche Alltagsaufgaben nach drei Monaten mit 150 mg Pycnogenol® deutlich verbessern.

Auch das Stimmungsbild mit Parametern wie Aufmerksamkeit, Unruhe und Zufriedenheit wurde im Vergleich zur Kontrollgruppe verbessert. (siehe 3.)

Studenten, die über 8 Wochen 100 mg Pycnogenol® einnahmen, schnitten bei Prüfungen an der Universität deutlich besser ab als Studenten in der Kontrollgruppe: Während 11 % der Studenten in der Kontrollgruppe durchfielen, bestanden nur 6 % der Teilnehmer in der Pycnogenol®-Gruppe die Prüfung nicht. (siehe 4.)

Schließlich ergaben unsere Untersuchungen an Frauen in den Wechseljahren auch für diese Gruppe eine Verbesserung der Gedächtnisleistung. (siehe 5.)

Zusammenfassend kann festgehalten werden, dass Pycnogenol® das Gedächtnis und die kognitive Funktion sowohl bei Frauen als auch bei Männern verbesserte.

Insgesamt unterstützen diese Ergebnisse die Vermutung, dass Pycnogenol® die Hirnfunktion sowohl bei gesunden, jungen Menschen als auch bei Männern und Frauen mittleren Alters verbessert. Damit kommen wir unserem Ziel, gesünder zu leben, einen großen Schritt näher. Da Pycnogenol® auch die körperliche Fitness verbessern kann, wie wir in Kapitel vierzehn erörtern werden, ist Pycnogenol® nicht nur zur Gesunderhaltung der Seele empfehlenswert, sondern ebenso für die körperliche Gesundheit.

Im nächsten Kapitel wollen wir uns damit beschäftigen, wie Pycnogenol® Allergiesymptome lindert.

Quellenverzeichnis zu Kapitel acht

1. Shuguang L, Xinwen Z, Sihong X, Gulati OP. Role of Pycnogenol® in aging by increasing the Drosophila's life-span. Eur Bull Drug Res 11: 39–45, 2003

2. Liu F, Zhang Y, Lau BHS. Pycnogenol® improves learning impairment and memory deficit in senescence-accelerated mice. J Anti Aging Med 2: 349–355, 1999

3. Belcaro G, Luzzi R, Dugall M, et al. Pycnogenol® improves cognitive function, attention, mental performance and specific professional skills in healthy professionals age 35 – 55. J Neurosurg Sci 58

4. Luzzi R, Belcaro G, Zulli C, et al. Pycnogenol® supplementation improves cognitive function, attention and mental performance in students. Panminerva Med 53: 75–82, 2015. Yang HM, Liao MF, Zhu SY, et al. A randomized, double-blind, placebo-controlled trial on the effect of Pycnogenol® on the climacteric syndrome in peri-menopausal women. Acta Obstet Gynecol Scand 86: 978–985, 2007

5. Yang HM, Liao MF, Zhu SY, et al. A randomized, double-blind, placebo-controlled trial on the effect of Pycnogenol® on the climacteric syndrome in peri-menopausal women. Acta Obstet Gynecol Scand 86: 978–985, 2007

6. Vinciguerra G, Belcaro G, Bonanni E, et al. Evaluation of the effects of supplementation with Pycnogenol® on fitness in normal subjects with the Army Physical Fitness Test and in performances of athletes in the 100-minute triathlon. J Sports Med Phys Fitness 53: 644–654, 2013

Kapitel neun | Allergien, Asthma und chronische obstruktive Lungenerkrankung (COPD)

Pycnogenol® birgt auch gesundheitliche Vorteile bei Problemen, die nicht altersbedingt sind. Früher war Pycnogenol® vor allem wegen seiner lindernden Wirkung bei Allergien populär. Jahrzehnte bevor die antioxidative und entzündungshemmende Wirkung von Pycnogenol® bekannt war, wurde es in Europa erfolgreich gegen Heuschnupfen und andere Allergien eingesetzt.

Allergien sind Überempfindlichkeitsreaktionen, die auftreten, wenn der Körper mit an sich harmlosen Substanzen in Kontakt kommt, die der Körper für schädlich hält. Die Substanzen, die diese Reaktionen auslösen, werden Allergene genannt. Wenn eine überempfindliche Person mit einem Allergen in Kontakt kommt, schüttet der Körper Histamine aus, um das Allergen zu bekämpfen. Die Ausschüttung von Histamin löst die üblichen Allergiesymptome aus: Entzündung, Niesen, laufende Nase und juckende Augen.

Pycnogenol® blockiert die Synthese und Ausschüttung von Histaminen. (siehe 1.)

Synthetische Antihistaminika wirken anders: Nach der Ausschüttung stören sie die Bindung der Histamine an Histamin-Rezeptoren der Zellen. Es ist aber effektiver, schon die Ausschüttung der Histamine zu verhindern als zu versuchen, bereits ausgeschüttetes Histamin an der Bindung an die Rezeptoren der Zielzellen zu hindern. Pycnogenol® ist ein wirksames Mittel gegen Allergien, ohne Nebenwirkungen wie Müdigkeit oder trockene Schleimhäute zu verursachen.

Als ein befreundeter Arzt vor vielen Jahren Professor Rohdewald bat, Pycnogenol® zu bewerten, konzentrierten sich die verfügbaren klinischen Studien vor allem auf die Linderung von leichten Allergiesymptomen und die Wirkung bei Veneninsuf-

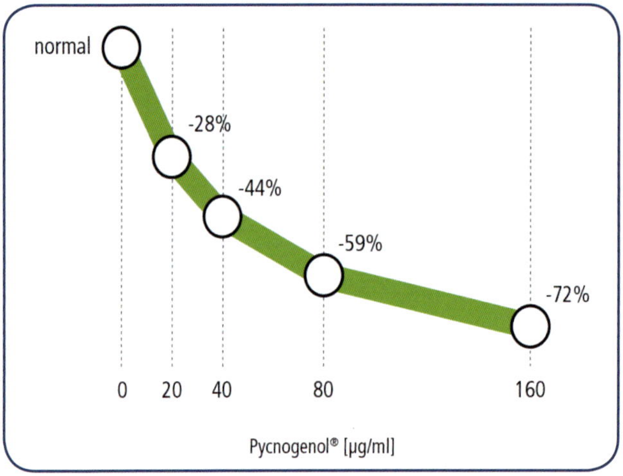

Abbildung 9.1: Pycnogenol® hemmt die Ausschüttung von Histaminen aus den Mastzellen. (Abgeleitet aus Referenz 1)

fizienz. Diese Studien wurden dann später von Professor Rohdewald mithilfe der neuesten wissenschaftlichen Methoden nochmals überprüft.

Verhinderung der Ausschüttung von Histaminen in Zellkulturen

In vitro-Studien. Professor Sharma vom Institut für Pharmakologie an der Universität Dublin hatte nachgewiesen, dass Pycnogenol® die Ausschüttung von Histamin aus den Mastzellen hemmt. Die hemmende Wirkung war stärker ausgeprägt als bei dem Antihistaminikum Chromoglycat. (siehe 1.)

Koreanische Studien an Versuchstieren bestätigten diese Ergebnisse aus den Versuchen mit Zellkulturen. Bei Ratten, denen Pycnogenol® gefüttert wurde, ließ sich eine allergische Hautreaktion hemmen. Die Forscher untersuchten den Wirkmechanismus zur Hemmung der Ausschüttung von Histamin gründlicher und fanden heraus, dass Pycnogenol® bei mastzellvermittelten Allergien wirksam Schwellungen und Hautrötungen lindern kann. (siehe 2.)

Klinische Studien

Es ist nicht einfach, aussagekräftige klinische Studien zur lindernden Wirkung von Pycnogenol® bei Allergien durchzuführen. Professor Rohdewald erinnert sich: „Wir begannen eine kostspielige Studie in Kanada, die alle Bedingungen der sogenannten Good Clinical Practice erfüllte. (siehe 3.) Das Ziel der Studie war, die einzelnen Erfahrungsberichte und die im Labor festgestellte Wirkung als Antihistaminikum zu untermauern. Würde Pycnogenol® die Symptome von Heuschnupfen während der Birkenpollensaison im Rahmen einer placebokontrollierten Studie unterdrücken? Für diese Studie mussten die allergischen Freiwilligen einige Wochen vor dem voraussichtlichen Beginn der Birkenpollensaison Pycnogenol® oder ein Placebo einnehmen. Leider konnte keine ausreichende Zahl an Freiwilligen für diese Studie gewonnen werden. Mit der geringen Anzahl an Teilnehmern (20) in der Pycnogenol®- bzw. Placebo-Gruppe konnten nur statistische Trends festgestellt werden.

Es war offensichtlich, dass dic Patienten mehr Linderung von ihren Symptomen erhielten, wenn sie schon vor Beginn des Pollenflugs mit der Einnahme von Pycnogenol® begannen. Im Vergleich zur Placebo-Gruppe wurden die Augensymptome in der Pycnogenol®-Gruppe als weniger stark bewertet; dies entsprach den niedrigeren Konzentrationen des spezifischen Immunglobulins E in der Pycnogenol®-Gruppe (19 gegenüber 32).“ (siehe 3.)

Diese Resultate wiesen auf einen zusätzlichen Vorteil für Patienten mit allergischem Asthma hin, da diese allergische Reaktion auch Auswirkungen auf Nase und Augen hat. Wenn es präventiv genommen wird, kann Pycnogenol® in vielen Fällen die Symptome von Heuschnupfen lindern. Doch wie auch im Falle von Asthma kann Pycnogenol® den akuten allergischen Anfall nicht abwehren.

Pycnogenol® bei Asthma

Professor Rohdewald kannte diese Erkrankung sehr gut. Zum einen hatte er selbst gelegentlich Asthma. Zum anderen erforschte er einige Jahre lang Medikamente gegen Asthma. Aus seiner Erfahrung wusste er, dass es ausgezeichnete Medikamente gegen Asthma gab: Kortikosteroide zur Inhalation. Er wusste allerdings auch, dass sich viele Patienten wegen der möglichen Nebenwirkungen mit diesen Medikamenten nicht wohl fühlten. Diese Sorgen sind zwar größtenteils unbegründet, da solche ungewollten Nebenwirkungen von inhalierten Kortikosteroiden extrem selten auftreten. Aber manche Menschen vertrauen aus Prinzip nur natürlichen Substanzen und meiden „starke synthetische" Arzneimittel. Diese Menschen neigen dazu, ihren Kindern alles vorzuenthalten, was sie persönlich als gefährlich ansehen. Diese Gruppe wäre glücklich, wenn es eine Alternative auf pflanzlicher Grundlage gäbe, mit der man Asthma vorgebeugen und behandeln könnte.

Asthma ist eine chronische Entzündungserkrankung der Lunge. Viele Tests hatten bereits gezeigt, dass Pycnogenol® ein sehr wirksamer Entzündungshemmer ist. Daher sollte es auch gegen Asthma wirken. Da es auch die Ausschüttung von Histaminen hemmt, sollte es auch bei Asthma helfen, das von Allergenen ausgelöst wird.

Naschen an Omas Mundspray lindert Asthma

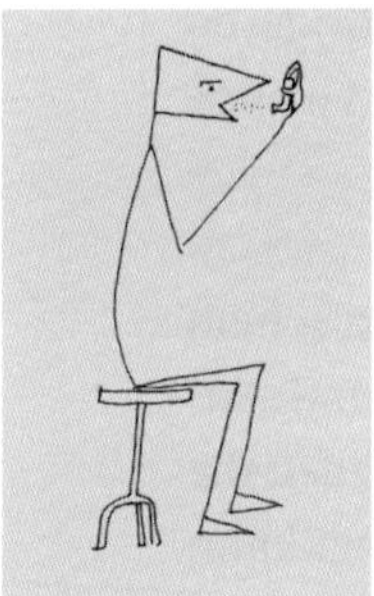

Laut einem Bericht aus Finnland stellte ein finnischer Hersteller ein Mundspray her, das Pycnogenol® enthielt. Dieses Spray sollte Zahnfleischentzündungen lindern und wurde von der Großmutter verwendet, um Zahnprothesen leichter einzusetzen. Das Spray enthielt Glyzerin als Lösungsmittel und Pycnogenol®. Die beiden Enkelkinder ahmten ihre Oma nach und stellten fest, dass der Spray durch das Glyzerin süß schmeckte. Daher naschten sie immer wieder von Omas Mundspray. Die Enkelkinder hatten Asthma und die Großmutter erzählte dem Apotheker, dass das Spray die Symptome des Asthmas linderten. Dies war ein weiterer Grund, eine klinische Studie durchzuführen und festzustellen, ob Pycnogenol® Patienten mit Asthma wirklich helfen konnte.

Die iranisch-amerikanische Zusammenarbeit

Eine ungewöhnliche Zusammenarbeit markierte den Beginn einer klinischen Studie. Iranische Ärzte führten eine klinische Studie an Patienten mit Asthma durch. Die Studie wurde in den USA geplant und bewertet. Zweiundzwanzig Patienten mit Asthma erhielten entweder 2 mg Pycnogenol® pro Tag und Kilo Körpergewicht oder ein Placebo. Weder die Ärzte noch die Patienten wussten, wer das Placebo und wer das Pycnogenol® erhielt. In der Placebo-Gruppe änderten sich weder die Asthmasymptome noch die Lungenfunktion, während sich beide Aspekte in der Pycnogenol®-Gruppe verbesserten. (siehe 4.)

Die Studie verwendete das sogenannte „Crossover-Verfahren", um individuelle Abweichungen auszugleichen. Beim Crossover-Verfahren nehmen beide Gruppen zunächst entweder Pycnogenol® oder das Placebo ein, darauf folgend für einige Zeit keinerlei Tabletten, damit die aktiven Bestandteile, die getestet werden sollen, im Körper abgebaut werden. Danach erhalten diejenigen Teilnehmer, die vorher das Placebo erhielten, Pycnogenol® und umgekehrt.

Die Atemfunktion der Patienten wurde über das „forcierte exspiratorische Volumen" in 1 Sekunde (FEV1) mithilfe eines Spirometers gemessen. Der Proband füllt seine Lungen mit Luft. Dann wird das innerhalb von einer Sekunde ausgeatmete Luftvolumen gemessen. Das ausgeatmete Luftvolumen wird relativ zum Gesamtvolumen der Lunge ausgedrückt. Der FEV1-Wert gibt also den prozentualen Anteil des individuellen Lungenvolumens an, den ein Patient innerhalb von 1 Sekunde ausatmen kann. Natürlich ist dieser prozentuale Anteil bei Patienten mit Asthma niedriger, da die Luftwege blockiert sind und das Atmen dadurch erschwert wird. Nach der 4-wöchigen Behandlung mit Pycnogenol® konnten die Patienten 71 % ihres Lungenvolumens ausatmen; zu Beginn der Studie waren es 59 % und mit dem Placebo 63 % (siehe Abb. 9.2).

Die Schwere der Asthmasymptome wurde auf einer Punkteskala mit vier Punkten von symptomfrei (0) über leichte, periodische Beschwerden (1), mittlere periodische Beschwerden (2) bis zu schweren, andauernden Beschwerden (3) bewertet. Die Symptome wurden vor der Behandlung durchschnittlich mit 2,23 bewertet

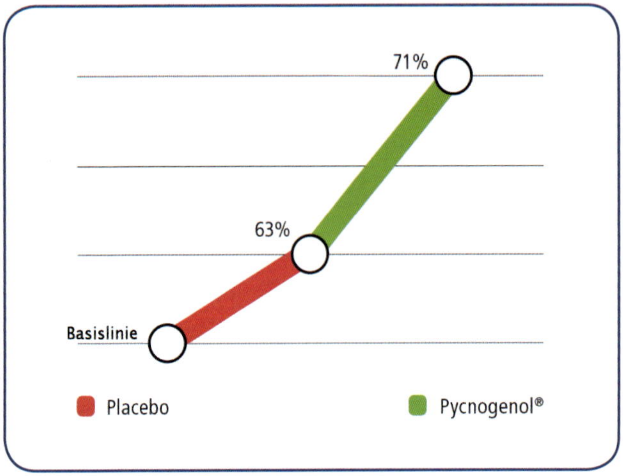

Abbildung 9.2: Pycnogenol® erleichtert das Atmen (FEV1-Methode). (Siehe 4.)

und während der Einnahme des Placebos mit 2,79, was „schweren, anhaltenden Beschwerden“ entspricht. Die durchschnittliche Bewertung der Beschwerden fiel bei den Patienten, die Pycnogenol® einnahmen, mit 1,75 deutlich geringer aus: sie bewerteten die Symptome als „mittlere, periodische Beschwerden“.

Die Patienten stellten im Allgemeinen eine verbesserte Atmungsfunktion fest, wenn sie Pycnogenol® nahmen.

Dasselbe Ergebnis wurde erzielt, als die Patienten der Pycnogenol®-Gruppe zum Placebo wechseln mussten und umgekehrt. Der Pycnogenol®-Gruppe ging es wesentlich besser. Diese komplexe, placebokontrollierte Doppelblindstudie mit Cross-over-Verfahren lieferte wichtige Hinweise darauf, dass Pycnogenol® Asthmasymptome lindert. Die Gruppengrößen waren jedoch klein. Trotz der Tatsache, dass die Wahrscheinlichkeit eines falsch-positiven Ergebnisses bei unter einem Tausendstel lag, fordert die Wissenschaft in solchen Fällen größere Patientengruppen.

Mit der Verbesserung der Luftwegfunktion ging die Reduktion der entzündungsfördernden Leukotriene im Blut einher. Leukotriene locken Immunzellen in die Bronchien und aktivieren diese. Dadurch werden die Bronchien und Luftwege verengt.

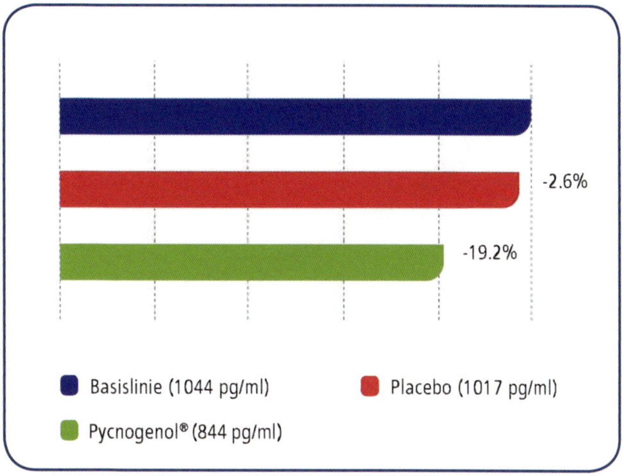

Abbildung 9.3: Pycnogenol® senkt die Leukotrienwerte im Blut (Entzündungsmediatoren). (siehe 4.)

Pycnogenol® reduzierte die Leukotrienwerte im Blut der Patienten im Vergleich zu den Ausgangswerten und zur Placebo-Gruppe erheblich. Wie erwartet, beeinflusste das Placebo die Leukotrienwerte im Blut kaum (siehe Abb. 9.3).

Pycnogenol® wurde gut vertragen; nur ein Patient hatte Magenbeschwerden. Diese traten jedoch nur in den ersten 3–4 Tagen auf.

Weniger Asthmasymptome bei Kindern

Daher begannen wir in den USA eine zweite Studie an Kindern mit leichtem bis moderatem Asthma. Bei den meisten Asthmatikern entwickelt sich die Erkrankung bereits in der Kindheit, meistens vor dem fünften Lebensjahr. In vielen Fällen bekommen die Kinder Heuschnupfen, welcher sich dann zu Asthma weiterentwickelt.

Asthmamedikamente für Kinder sind ein problematisches Thema, das alle Beteiligten vor Herausforderungen stellt: behandelnde Ärzte, die Eltern und die Kinder selbst. Der Grund dafür sind die stark variierenden Symptome bei Kindern, die durch das Wachstum und die dynamische Entwicklung des Kindes weiter kompli-

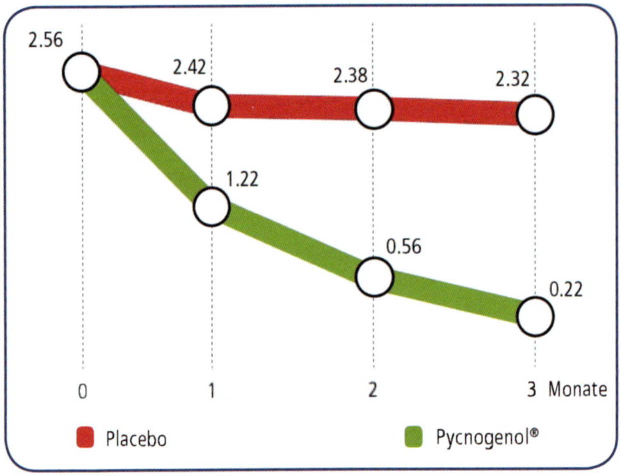

Abbildung 9.4: Gesenkter Gebrauch von Notfall-Inhalatoren in 24 Stunden. (siehe 5.)

ziert werden. Die Eltern fühlen sich nicht wohl mit dem Gedanken, dass ihr Kind dauerhaft verschreibungspflichtige Medikamente einnimmt.

Eine placebokontrollierte Doppelblindstudie untersuchte 60 Kinder mit leichtem bis moderatem Asthma im Alter zwischen 6 und 18 Jahren über einen Zeitraum von 3 Monaten. (siehe 5.) Eine Minderheit von neun Patienten nahm Accolate® (Zafirlukast) oral ein. Alle Patienten benötigten Notfall-Inhalatoren (mit Salbutamol), um auftretende Asthmaanfälle zu kontrollieren. 30 Kinder wurden mit Pycnogenol® (2 mg/kg Körpergewicht/Tag) behandelt, die anderen 30 Kinder wurden der Kontrollgruppe zugewiesen, die über drei Monate ein Placebopräparat erhielten. Ein Monat vor Beginn der Behandlung wurde als Anlaufphase genutzt, um die Ausgangsbedingungen festzulegen.

Die Studie zeigte, dass die Atmung bei der Behandlung mit Pycnogenol® schon innerhalb eines Monats wesentlich erleichtert wurde; zur Messung wurde die FEV1-Methode verwendet. Die Atemfunktion verbesserte sich nach zwei und drei Behandlungsmonaten weiter, während bei der Placebo-Gruppe zu keinem Zeitpunkt eine Wirkung festzustellen war.

Die Schwere der Asthmasymptome wurde auf einer Punkteskala mit vier Punkten bewertet. Zu Beginn der Studie lag die durchschnittliche Punktzahl bei 2,3, also zwischen 2, moderat („etwas störend"), und 3, schwer („beeinträchtigt Alltagsaktivitäten"). Die Symptome wurden durch die Behandlung mit Pycnogenol® nach und nach verringert und wurden am Ende der Studie mit 0,2 bewertet; die Kinder waren also fast symptomfrei. Im Gegensatz dazu wurden die Symptome der Placebo-Gruppe nur geringfügig verringert. Deren Bewertung auf der Punkteskala lag nach Abschluss der Studie nach wie vor über 2.

Die 60 jungen Patienten in dieser placebokontrollierten Doppelblindstudie bestätigten damit die Ergebnisse der Studie an erwachsenen Patienten. (siehe 5.) Die Einnahme von 2 mg/kg Pycnogenol® pro Tag über drei Monate verbesserte kontinuierlich die Lungenfunktion.

Auslöser asthmatischer Anfälle

- Pollen
- Parfüm
- Smog
- Stress
- Tierhaare
- Kalte Luft
- Anstrengende Übungen
- Emotionaler Stress
- Flüssigkeitsmangel
- Entzündungen
- Histamine (in Wein, Käse ...)
- Nahrungsmittelallergien
- Ozon

Mit der Verbesserung der Luftwegfunktion ging die Reduktion entzündungsfördernder Substanzen im Blut (sogenannter Leukotriene) einher. Diese Werte wurden mithilfe von Urinproben der Patienten ermittelt. Die Leukotriene sind die Ursache für die Entzündung und die Verengung der Bronchien. Pycnogenol® senkte die Leukotrienwerte schon nach einem Monat deutlich; auch im weiteren Verlauf der Studie verringerte sich dieser Wert ständig. Die Behandlung mit dem Placebo hatte erwartungsgemäß keinerlei Einfluss auf den Leukotrienwert.

Das interessanteste Ergebnis dieser Studie war die deutlich reduzierte Abhängigkeit von Notfall-Inhalatoren, da schwere Asthmaanfälle wesentlich seltener auftraten. Nach einem Monat benötigten 8 der 30 Kinder, die Pycnogenol® einnahmen, überhaupt keine Notfall-Inhalatoren mehr. Nach zwei bzw. drei Monaten benötigten 12 und schließlich 18 Patienten keinen Notfall-Inhalator mehr. Der Forscher schloss daraus, dass „Pycnogenol® ein effektiver und sicherer Weg ist, leichtes bis mittleres Asthma bei Kindern über eine Nahrungsergänzung zu kontrollieren.

Wie auch in der vorangegangenen Studie berichteten die Patienten von keinerlei negativen Auswirkungen. Die Kinder vertrugen das Pycnogenol® sehr gut.

Die ultimative Herausforderung: Kann Pycnogenol® als Zusatz zur bestmöglichen Behandlung die Symptome noch besser lindern?

Mehrere Ärzte von der Universität Siena/Pescara hörten von der Wirkung von Pycnogenol® bei Asthma und überprüften diese in einer weiteren kontrollierten Studie. (siehe 6.) Sie wollten herausfinden, ob die aktuelle, bestmögliche Behandlung bei Asthma durch den Zusatz von Pycnogenol® noch weiter verbessert werden konnte. In dieser Studie wurden 65 Patienten mit leichtem bis moderatem Asthma mit einem sehr wirksamen Kortikosteroid zum Inhalieren behandelt. Die Hälfte der Patienten erhielt zusätzlich zu dem Kortikosteroid auch Pycnogenol®. Nach 6 Monaten zeigte sich eine leichte, zusätzliche Besserung durch Pycnogenol®. Verschiedene Asthmasymptome, wie nächtliches Aufwachen, die Verwendung eines Bronchodilators und die Anzahl der Asthmaanfälle wurden um rund 50 % reduziert. Vor allem erhöhte Pycnogenol® die Lebensqualität.

Die Autoren schlossen aus der Studie, dass die Asthmasymptome mit Pycnogenol® noch besser zu kontrollieren waren.

Ein persönlicher Kommentar von Professor Rohdewald

Eine Bemerkung am Rande: Professor Rohdewald stimmt diesen Studien auch aus persönlicher Erfahrung zu: „Ja, ich kann diese Schlussfolgerungen nur bestätigen. Ich nehme seit über zehn Jahren regelmäßig Pycnogenol® und habe nun keine echten Asthmaanfälle mehr. Ich verwende nur selten Bronchodilatoren und gebrauche an weniger als zehn Tagen pro Jahr Kortikosteroide zum Inhalieren. Bei leichtem bis mittlerem Asthma empfehle ich daher Pycnogenol®. Es kann als kontinuierlicher Schutz, nicht jedoch als Notfallmedikament verwendet werden. Pycnogenol® kann den Asthmasymptomen nur **vorbeugen**, da es die Ausschüttung von Histaminen verhindert und die entzündungsfördernden Substanzen hemmt. Die Verengung der Bronchien während eines Asthmaanfalls kann es jedoch **nicht rückgängig machen**."

Pycnogenol® ist eine Alternative für Patienten mit leichtem oder beginnendem Asthma. Dies gilt besonders für diejenigen Patienten, die lieber pflanzliche Stoffe einnehmen als synthetische Arzneimittel.

Chronischer Husten (COPD)

Die chronisch-obstruktive Lungenerkrankung, auch als Raucherhusten bekannt, ist eine große Belastung. 210 Millionen Menschen leben aktuell mit COPD. Schätzungen zufolge bleiben 50 % der COPD-Erkrankungen jedoch unerkannt und 25 % werden falsch diagnostiziert, sodass die tatsächlichen Zahlen wesentlich höher ausfallen könnten.

Fünf bis dreizehn Prozent der Europäer und sieben Prozent aller Einwohner der USA leiden an chronischem Husten. In den USA werden jedes Jahr Kosten in Höhe von 32 Milliarden Dollar durch COPD verursacht. COPD ist derzeit die fünfthäufigste Todesursache weltweit und es wird erwartet, dass diese Erkrankung bis 2020 die dritthäufigste Todesursache wird.

Es gibt viele gute Gründe, die erklären, wie Pycnogenol® Patienten mit COPD helfen kann.

Mechanismus und Symptome der chronischen obstruktiven Lungenerkrankung (COPD)

Patienten mit COPD leiden an einer chronischen Entzündung der Lunge, die durch die fortschreitende Zerstörung des Lungengewebes und eine systemische Entzündung verursacht wird. Die Erkrankung wird durch oxidativen Stress durch Rauchen oder andere Umweltfaktoren ausgelöst. Der oxidative Stress zieht weiße Blutkörperchen an. Die weißen Blutkörperchen setzen entzündungsfördernde Substanzen und Proteasen frei. Die Proteasen zerstören langsam das Lungengewebe, bis die Erkrankung schließlich zum Tod führt.

Eine große Menge der entzündungsfördernden Substanzen gelangen von der Lunge in den gesamten Organismus und werden vom Immunsystem des Körpers nicht vollständig unschädlich gemacht. Dadurch werden auch die Muskeln der Lunge von freien Radikalen angegriffen und geschwächt.

Patienten mit COPD haben Schwierigkeiten beim Atmen, da sie über weniger aktives Lungengewebe, weniger Kraft zum Atmen und weniger weit geöffnete Atemwege verfügen. Leider kann die Zerstörung und die Veränderung der Luftwege nicht rückgängig gemacht werden.

Pycnogenol® kann COPD auf verschiedenen Ebenen bekämpfen

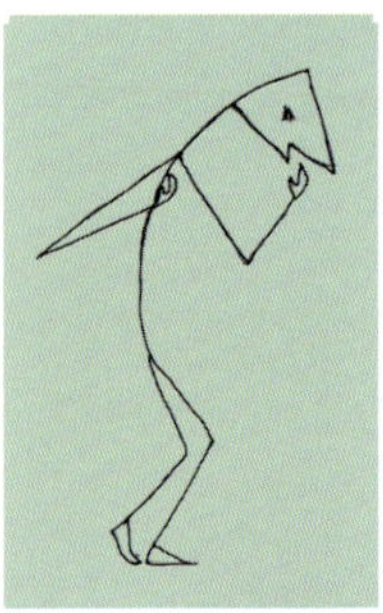

Wie mehrere klinische Studien gezeigt haben, reduziert Pycnogenol® den oxidativen Stress. Es verdoppelt die Anzahl der antioxidativen Enzyme in unseren Zellen.

Außerdem hemmt Pycnogenol® die Produktion vieler wichtiger entzündungsfördernder Moleküle. Nicht zuletzt hemmt Pycnogenol® auch die gefährlichen Proteasen, die für die Zerstörung des Lungengewebes verantwortlich sind. Schließlich kann Pycnogenol® durch seine antibakteriellen und antiviralen Eigenschaften helfen, Lungeninfektionen zu verhindern, die bei Patienten mit COPD häufig auftreten.

Es ist daher zu erwarten, dass Pycnogenol® im Zusammenspiel mit Bronchodilatoren, Antihistaminika und Glukokortikoiden zum Inhalieren hilft, das Fortschreiten der Erkrankung zu verlangsamen.

COPD wird jedoch vor allem durch Rauchen ausgelöst. Dann kann das Fortschreiten der Erkrankung nur durch das Einstellen des Rauchens aufgehalten werden.

In diesem Kapitel haben wir die Möglichkeiten erörtert, wie eine Begleitbehandlung mit Pycnogenol® bei Allergien, Asthma und COPD helfen kann. Im nächsten Kapitel widmen wir uns der Gesundheit der Venen und dem Kreislaufsystem.

Quellenverzeichnis zu Kapitel neun

1. Sharma SC, Sharma S, Gulati OP. Pycnogenol® as an adjunct in the management of childhood Asthma. Phytother Res 17: 66–69, 2003

2. Choi YH, Yan GH. Pycnogenol® inhibits immunoglobulin E-mediated allergic response in mast cells. Phytother Res 23: 1691–1695, 2009

3. Wilson D, Evans M, Guthrie N, et al. A randomized, double blind, placebo-controlled exploratory study to evaluate the potential of Pycnogenol® for improving allergic rhinitis symptoms. Phytother Res 24: 1115–1119, 2010

4. Hosseini S, Pishnamazi S, Sadrzadeh MH, et al. Pycnogenol® in the management of asthma. J Med Food 4: 201–209, 2001

5. Lau BHS, Riesen SK, Truong KP, et al. Pycnogenol® as an adjunct in the management of childhood asthma. J Asthma 41: 825–832, 2004

6. Belcaro G, Luzzi R, Cesinaro Di Rocco P, et al. Pycnogenol® improvements in asthma management. Panminerva Med 53: 57–64, 2011

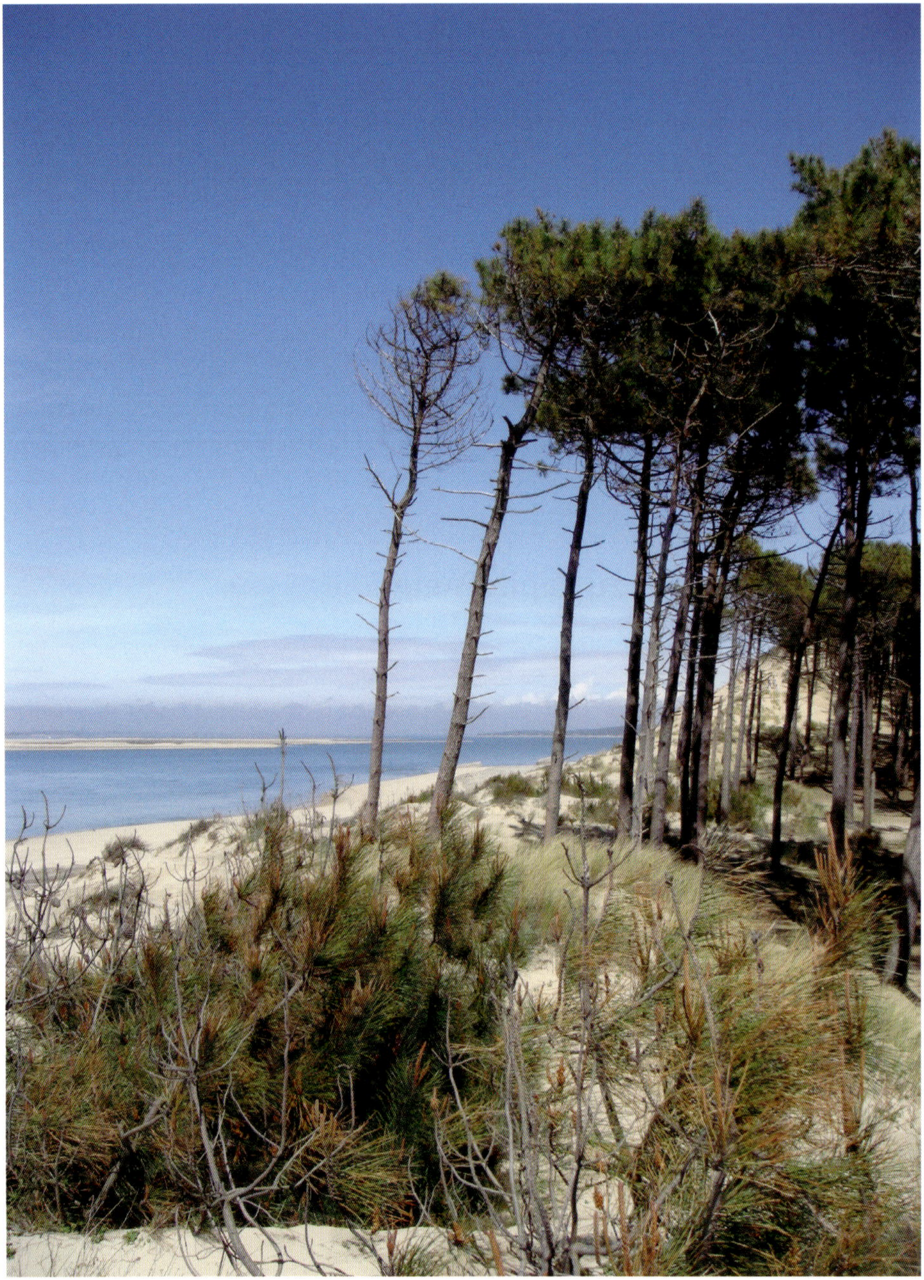

Kapitel zehn | Venengesundheit und Blutkreislauf

Das Herz-Kreislaufsystem wurde im Kapitel zwei zur Herzgesundheit diskutiert. Dabei wurden besonders die Gesundheit der Arterien und des Kreislaufsystems hervorgehoben. Hier wollen wir uns nun der anderen Hälfte des Kreislaufsystems widmen: den Venen. Die Venen in unserem Körper leiten das Blut zurück zum Herzen. Anders als arterielles Blut, das aktiv durch die Pumpleistung des Herzens transportiert wird, wird das Blut der Venen passiv durch die Kompression der Venen und die Venenklappen in Richtung des Herzens geleitet. Wir haben bereits mehrfach erwähnt, dass Pycnogenol® früher vor allem gegen Veneninsuffizienzen und Allergien verwendet wurde, wobei die Wirkung sehr schnell und einfach zu erkennen ist. Bis heute haben mehr als 25 klinische Studien an über 1.000 Menschen belegt, dass Pycnogenol® die Venengesundheit unterstützt. (siehe 1.)

Veneninsuffizienz und geschwollene Knöchel

Geschwollene Knöchel können bei vielen Erkrankungen auftreten. Bei älteren Menschen werden Ödeme der unteren Extremitäten meist durch eine Veneninsuffizienz verursacht. Wenn die Durchblutung im Venensystem gestört ist, wird das Blut nicht stark genug nach oben gepumpt. Das zusätzliche Gewicht des gestauten Blutes erhöht den Blutdruck in den unteren Extremitäten. Das Blut in den Venen der Unterschenkel muss den weitesten Weg zurücklegen und hat die größten Gravitationskräfte zu überwinden. Wenn die Venenklappen der Schwerkraft nicht vollständig entgegenwirken können, sammelt sich Blut in den Venen der unteren Extremitäten. Dies kann beim langen aufrechten Sitzen oder beim Stehen in einer Haltung passieren. Das Blut in den Venen wird dann nicht aktiv durch die Beinmuskulatur transportiert und sammelt sich in den unteren Extremitäten. Der Druck innerhalb der Venen schädigt die Epithelschicht und Flüssigkeit (ohne rote Blutkörperchen) dringt aus dem Blutstrom in das umgebende Gewebe. Die zusätzliche Flüssigkeit im Gewebe führt zur Schwellung, es entwickelt sich ein Ödem. Bei einer chronischen

Veneninsuffizienz führt der ständig erhöhte Druck in den Venen zu oxidativem Stress, zur Schädigung der Kapillargefäße und schließlich zur chronischen Entzündung der Venen. Diese Entzündung kann zur Zerstörung des Gewebes, einer eingeschränkten Mikrozirkulation und Thrombose führen.

Zusätzlich zur Schwellung sind weitere mögliche Symptome einer Veneninsuffizienz juckende Beine und Füße, Schmerzen, verkrampfte und müde Beine, Hautverfärbungen und das Auftreten von Krampfadern. Ohne Behandlung kann die Situation sich weiter verschlimmern. Dann platzen winzige Kapillargefäße in der Haut und es kommt zu bräunlichen Verfärbungen und schlecht heilenden Wunden (Geschwüren). Thrombosen (Blutgerinnsel) stellen ein ernsthaftes Risiko dar. Diese können die Vene blockieren oder nach Ablösung von der Venenwand in andere Regionen des Körpers gelangen, wo Blutgerinnsel große Schäden anrichten können.

Im Allgemeinen erhöht langes Stehen oder Sitzen das Risiko einer chronischen Veneninsuffizienz (CVI). Statistisch sind Frauen häufiger betroffen, insbesondere während einer Schwangerschaft. Übergewicht und eine tiefe Venenthrombose kann zur Entstehung einer CVI führen. Da defekte Venenklappen nicht geheilt oder chirurgisch repariert werden können, muss eine CVI so früh wie möglich behandelt werden, um das Fortschreiten der Erkrankung zu verhindern.

Pycnogenol® wirkt auf zwei verschiedene Arten gegen die Ansammlung von Flüssigkeiten im Gewebe. Pycnogenol® stärkt die Wände der Kapillargefäße und macht sie druckresistenter, sodass nicht zu viel Flüssigkeit in das Gewebe austritt. Es ist wichtig, zu bedenken, dass Blutplasma (Blut ohne rote Blutkörperchen) durch die Wände der Blutgefäße gelangen muss, um die Organe mit Nährstoffen und Sauerstoff zu versorgen.

Wie bereits in Kapitel zwei zur Herzgesundheit erörtert wurde, verbessert Pycnogenol® auch die Endothelfunktion, sodass die Produktion von Stickstoffmonoxid erhöht wird. Dies reduziert die Verengung der Blutgefäße, sodass das Blut schneller fließen kann.

Viele klinische Studien belegen, dass Pycnogenol® bei chronischer Veneninsuffizienz lindernd wirkt

Als Professor Rohdewald auf Anfrage seines befreundeten Arztes die klinischen Studien zu Pycnogenol® bewertete, lagen einge französische Studien zur CVI vor. Seit 1989 haben 17 weitere Studien mit 1.038 Patienten die Rolle von Pycnogenol® bei der Behandlung von chronischer Veneninsuffizienz untersucht. All diese klinischen Studien verzeichneten im Vergleich zu Kontroll- oder Placebo-Gruppen einen deutlichen Rückgang der Ödeme, des Schweregefühls und der Schmerzen in den Beinen. Die Reduktion von Knöchel- oder Fußödemen wurde objektiv entweder durch die Messung des Knöchelumfangs oder über die Wasserverdrängungsmethode vermessen.

Bei einer typischen placebokontrollierten Doppelblindstudie linderte Pycnogenol® deutlich drei der häufigsten Schwellungssymptome; das Schweregefühl und die entstehenden Beinschmerzen verringerten sich schon nach 30 Behandlungstagen. (siehe 2.) Wenn Pycnogenol® weitere 30 Tage genommen wurde, gingen die Symptome weiter zurück. Ein Placebo konnte die Symptome nur geringfügig mildern. Unten finden Sie Illustrationen zu den Ergebnissen bei individuellen klinischen Symptomen wie Schmerzen, Schwellungen und dem Gefühl schwerer Beine (siehe Abb. 10.1).

Pycnogenol® wirkt besser als Medikamente

Bei einer klinischen Vergleichsstudie zwischen Pycnogenol® und einem Rosskastaniensamenextrakt (Venostasin) wurde nachgewiesen, dass Pycnogenol® Knöchelschwellungen und die subjektiven Symptome wirksamer bekämpfte als das Vergleichspräparat. (siehe 3.) Im Rahmen einer anderen Studie wurde Pycnogenol® mit einer Kombination aus den Flavonoiden Diosmin und Hesperidin (Daflon) verglichen. In dieser Studie linderte Pycnogenol® die Symptome schneller und besser, wobei es auch die Mikrozirkulation verbesserte und so zu einer wesentlich besseren Sauerstoffversorgung des Gewebes beitrug. (siehe 4.) Bei 86 Patienten mit Veneninsuffizienz bekamen die Patienten über acht Wochen entweder täglich 1 g

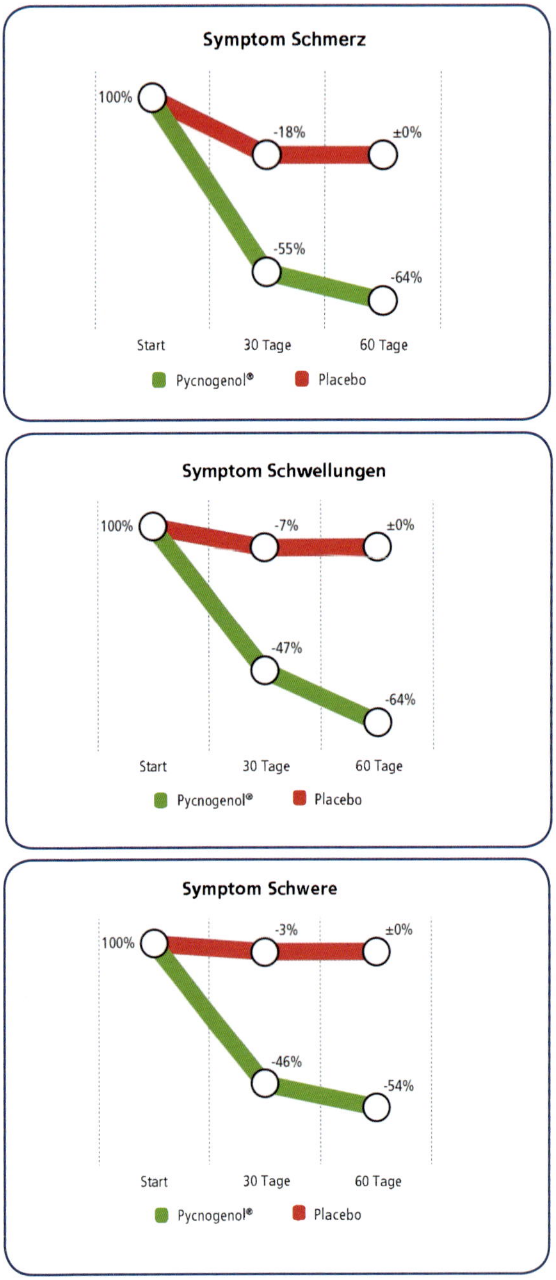

Abbildung 10.1: Pycnogenol® lindert Ödeme an den Knöcheln (geschwollene Knöchel). (Siehe 2.)

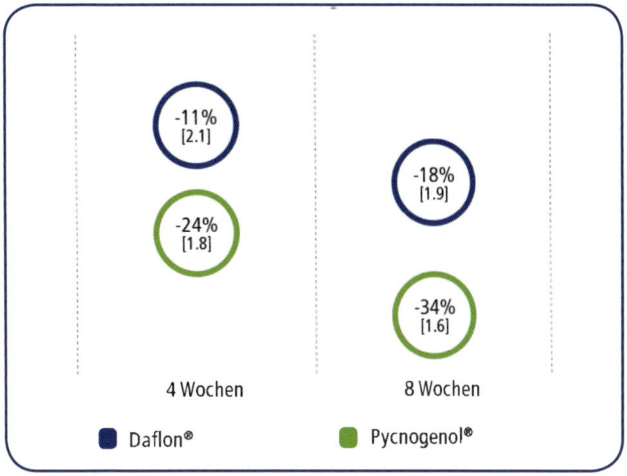

Abbildung 10.2: Linderung geschwollener Knöchel durch Pycnogenol® im Vergleich zu einem Arzneimittel.

Daflon® oder 150 mg Pycnogenol®. Die Knöchelschwellung wurde mithilfe der Dehnungsmessstreifen-Plethysmographie gemessen. Mit Pycnogenol® war sie bereits nach vier Behandlungswochen um 24 % gesunken; bei Daflon® nur um 11 %. Nach acht Behandlungswochen stellte sich Pycnogenol® als wesentlich wirksameres Mittel zur Reduktion von Ödemen heraus als Daflon®.

Diese Studie untersuchte auch Symptome wie Schmerzen, unruhige Beine, Hautveränderungen und subjektive Eindrücke der Patienten.

Pycnogenol® konnte außerdem helfen, die Symptome bei Patienten zu lindern, die an einer schwereren Form der Veneninsuffizienz litten. (siehe 4.) In diesen Fällen betrug der ambulaant gemessene Venendruck mehr als 50 mmHg. Im Rahmen einer weiteren kontrollierten Studie erwies sich Pycnogenol® bei allen untersuchten Symptomen wie dem Gefühl unruhiger Beine, Schmerzen, Ödemen und Hautverfärbungen als hilfreich.

Nach zwei Wochen mit Pycnogenol® nahmen die Symptome rasch um deutliche 42 % ab. Nach acht Wochen konnte Pycnogenol® sogar schwere Veneninsuffizienzen lindern.

In einer dritten Studie wurde Pycnogenol® mit dem halbsynthetischen Flavonoid Troxerutin kombiniert. Die Kombination aus 20 mg Pycnogenol® und 470 mg Troxerutin wirkte besser gegen die Symptome als 600 mg reines Troxerutin. (siehe 5.)

Pycnogenol® verbessert die Venenelastizität

Dreißig Probanden mit Krampfadern und chronischer Veneninsuffizienz nahmen über drei Monate täglich 150 mg Pycnogenol®, bevor die Krampfadern mithilfe der Stripping-Methode entfernt wurden. Die Elastizität der Venenabschnitte wurde nach der Operation durch Dehnen unter definierten Bedingungen untersucht. Die Ergebnisse wurden mit denen von Venen verglichen, die von Patienten mit Krampfadern stammten, die kein Pycnogenol® eingenommen hatten. (siehe 6.) Die Messergebnisse der Rückkehr der Venen nach dem Test in den Ausgangszustand zeigten, dass die Wiederherstellung des Ausgangszustandes in der Pycnogenol®-Gruppe wesentlich besser funktionierte als in der Kontrollgruppe. Der Tonus der Venenwände sowie die Venenelastizität werden durch Pycnogenol® also messbar erhöht, sodass sich die Venen nach Belastungen erheblich besser erholten.

Der ultimative Test: Ein einjähriger Vergleich zwischen Pycnogenol® und elastischen Kompressionsstrümpfen

Die üblichste konventionelle Methode zur Behandlung einer Veneninsuffizienz ist die Verwendung von Kompressionsstrümpfen. Das dichte Gewebe dieser Strümpfe übt einen Gegendruck gegen den Venendruck aus, sodass Ödeme mechanisch vermieden oder reduziert werden. Um zu überprüfen, ob Pycnogenol® eine Alternative zu Kompressionsstrümpfen darstellt, wurde in Italien eine Studie mit drei Patientengruppen durchgeführt, bei denen alle Patienten mindestens einmal eine tiefe Venenthrombose gehabt hatten: Gruppe 1 trug elastische Kompressionsstrümpfe, Gruppe 2 nahm täglich 150 mg Pycnogenol® und Gruppe 3 trug Kompressionsstrümpfe und nahm zusätzlich 150 mg Pycnogenol® ein. (siehe 7.)

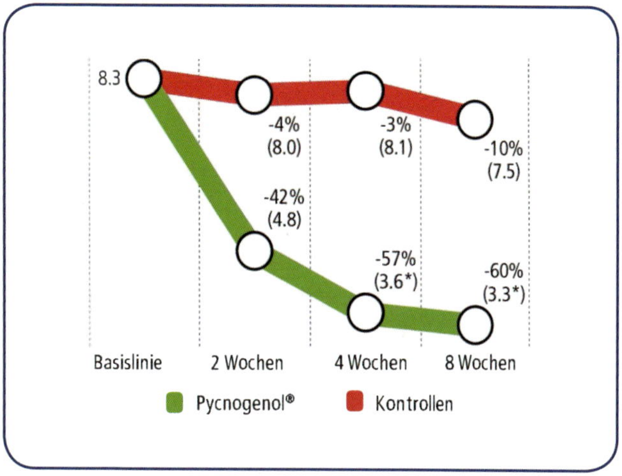

Abbildung 10.3: (Siehe 4.) Symptombewertung [0–10] unter Berücksichtigung von Ödemen, dem Gefühl unruhiger Gliedmaßen, Schmerzen, Schwellungen und Hautverfärbungen.

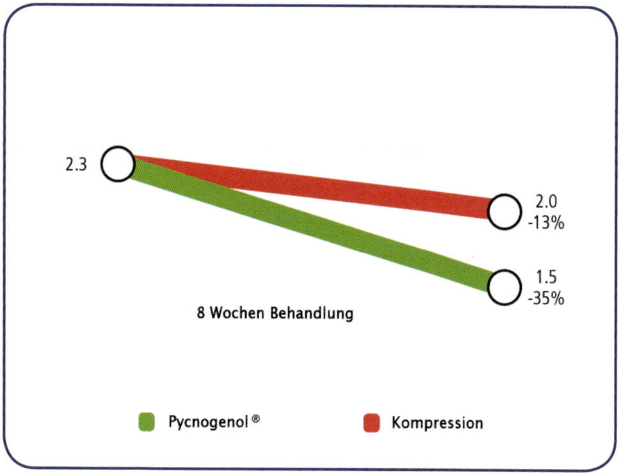

Abbildung 10.4: Prozentuale Abnahme der Knöchelschwellung nach Tragen von Kompressionsstrümpfen oder nach Pycnogenol®-Einnahme. (Siehe 8.)

Die nach 6 Monaten durchgeführte Evaluation der 12-monatigen Studie zeigte, dass die Ödeme im Vergleich zum Ausgangswert bei allen Gruppen deutlich reduziert waren. Die stärkere Abnahme der Ödeme durch Pycnogenol® war im Vergleich zu Kompressionsstrümpfen wirklich beeindruckend. Die effektivste Behandlung war die Kombination aus Kompressionsstrümpfen und Pycnogenol®, siehe Tabelle 10.1. Neben der Reduktion von Ödemen wurde auch die Mikrozirkulation in den Füßen verbessert, sodass das Gewebe besser mit Sauerstoff versorgt wurde. Keiner der Patienten entwickelte Geschwüre.

Eingeschränkte Verträglichkeit von Kompressionsstrümpfen

Das Tragen von Kompressionsstrümpfen ist nicht angenehm. Besonders bei warmen Temperaturen sind sie nicht einfach anzuziehen. Außerdem sind die Strümpfe relativ teuer, da sie regelmäßig nach einigen Monaten ausgetauscht werden müssen.

12 der 55 Patienten in der Gruppe, die Kompressionsstrümpfe trug, verließen die Studie. Zwei Patienten hatten erneut eine tiefe Venenthrombose und mussten die Studie abbrechen. Zehn Probanden weigerten sich, die Kompressionsstrümpfe während des heißen italienischen Sommers zu tragen. Nur zwei Patienten aus der Pycnogenol®-Gruppe verließen die Studie aus nicht-medizinischen Gründen, fünf Patienten aus der Kombinationsgruppe brachen die Studie ab. Keiner der Patienten aus den Gruppen 2 oder 3 erlitt erneut eine Thrombose.

Bei Patienten mit schwerwiegenden Venenbeschwerden wurden die Symptome mit Pycnogenol® stärker gelindert

Eine zweite Studie derselben Forschergruppe nutzte das gleiche Studienkonzept wie in der ersten Studie, um Patienten ohne kürzlich aufgetretene Thrombose zu behandeln, die an einer schweren chronischen Veneninsuffizienz litten. (siehe 8.)

Auch für diese Studie wurden die Patienten in drei Gruppen aufgeteilt. Gruppe eins trug ausschließlich Kompressionsstrümpfe. Gruppe zwei erhielt täglich 150 mg Pycnogenol®. Gruppe drei trug Kompressionsstrümpfe und nahm außerdem 150 mg Pycnogenol®. Die Studie dauerte acht Wochen. Alle 98 Patienten schlossen die Studie vollständig ab. Die Studie wurde im Frühjahr durchgeführt, sodass es die Patienten, die Kompressionsstrümpfe tragen mussten, leichter hatten. Auch in dieser Studie, an der Patienten mit schwerer chronische Veneninsuffizienz teilnahmen, konnten die Schwellung der Knöchel und die klinischen Symptome mit Pycnogenol® besser reduziert werden als bei der Gruppe, die ausschließlich Kompressionsstrümpfe trug. Pycnogenol® sorgte für eine bessere Sauerstoffversorgung der Beine. Die besten Ergebnisse wurden auch hier durch die Kombination aus Kompressionsstrümpfen und Pycnogenol® erzielt. In Tabelle 10.2 sind die entsprechenden Daten dieser Studie zu finden.

Pycnogenol®: ein gut verträgliches Hilfsmittel bei Venenbeschwerden

Die Ergebnisse dieser beiden Studien unterstreichen eindrucksvoll die Leistungsfähigkeit von Pycnogenol® zur Behandlung von Veneninsuffizienz und zur Prävention von Thrombosen. Pycnogenol® wurde in allen Studien gut vertragen: kein Proband brach eine der Studien aufgrund von unerwünschten Nebenwirkungen des Nahrungsergänzungsmittels ab. Daher kann zusammenfassend festgehalten werden, dass Pycnogenol® nachweislich die Lebensqualität von Patienten verbessert, die Probleme mit dem Venenkreislauf haben.

Langstreckenflüge – Das Economy Class-Syndrom und Jetlag

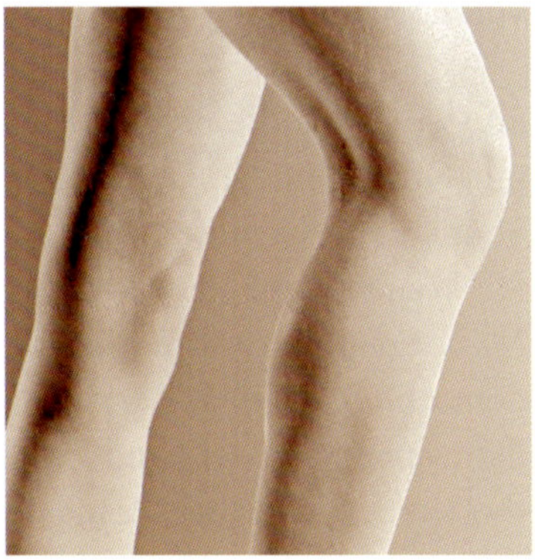

Niemand empfindet stundenlanges Herumsitzen in der Mitte einer Sitzreihe in der Economy Class als angenehm. Manche ziehen sich die Schuhe aus. Andere lassen sie lieber an, weil es zu umständlich ist, die Schuhe wieder anzuziehen. Geschwollene Füße und Knöchel sind nach einer Flugdauer von sechs Stunden oder mehr fast normal. Aufgrund der gestörten Durchblutung bilden sich Ödeme. Schwerwiegender als die unangenehme Schwellungen ist die Möglichkeit, eine tiefe Venenthrombose in den Unterschenkeln zu entwickeln. Diese Thrombose führt zu den übli-

Tabelle 10.1: Zeitlicher Verlauf der Knöchelschwellungen.
156 Patienten mit postthrombotischer Veneninsuffizienz

	Kompressionsstrümpfe	Pycnogenol® 150 mg	Pycnogenol® + Strümpfe 150 mg
	Knöchelumfang (cm)		
Beginn	28	27,5	27
6 Monate	26,1	23,7	23
12 Monate	26,1	23,1	22,9

Tabelle 10.2: Entwicklung der durchschnittlichen Bewertung der Ödemsymptome.

	Kompressionsstrümpfe	Pycnogenol® 150 mg	Pycnogenol® + Strümpfe 150 mg
Beginn	7,8	7,77	7,89
6 Monate	5,9	4,1	3,3
12 Monate	5,8	4,4	3,1

chen Entzündungszeichen: Schmerzen, Schwellungen, Wärme und Rötung. Neben diesen unangenehmen Symptomen besteht die Gefahr, dass der Thrombus sich ablöst und als Embolus in die Lunge gerät. Eine Lungenembolie ist ein lebensgefährlicher Zustand. Daher ist es überaus wichtig, Thrombosen auf langen Flügen vorzubeugen.

So stellte sich die Frage, ob Pycnogenol® in der Lage wäre, während Flügen nicht nur Ödeme in den Unterschenkeln zu reduzieren, was bereits in vielen klinischen Studien nachgewiesen wurde, sondern ob Pycnogenol® auf langen Flügen auch helfen könnte, tiefe Venenthrombosen zu vermeiden. Die Idee war denkbar einfach: Messungen vor und nach dem Flug. Allerdings mussten dazu viele Passagiere vor dem Abflug auf dem Kontinent untersucht werden, und diese Untersuchung musste dann auch nach der Landung auf einem anderen Kontinent mit denselben Messmethoden bei denselben Passagieren wiederholt werden.

Durch Immobilisierung hervorgerufene Thrombosen sind nicht allzu häufig, sodass viele Passagiere untersucht werden mussten. Die Studie wurde an 198 Passagieren durchgeführt. Eine Gruppe erhielt Placebos und die andere Gruppe erhielt drei und sechs Stunden vor dem Flug 200 mg Pycnogenol® sowie einen Tag später nochmals 100 mg Pycnogenol®. (siehe 9.)

Die Passagiere wurden nach achtstündigen Flügen auf Thrombosen untersucht. Unter Berücksichtigung des großen Aufwands, der unternommen wurde, um die Beine aller Passagiere auf beiden Seiten des Atlantik per Ultraschall zu untersuchen, schienen die Ergebnisse zunächst bescheiden:

In der Pycnogenol®-Gruppe wurde lediglich ein Fall einer nicht-thrombotischen Entzündung einer Vene entdeckt. In der Placebo-Gruppe wurden vier oberflächliche Thrombosen und eine tiefe Venenthrombose festgestellt. Wenn man jedoch beachtet, dass Venenthrombosen zu einer Lungenembolie führen können, kann dieses Ergebnis sehr positiv betrachtet werden: Das Risiko eines lebensbedrohlichen Ereignisses war in der Pycnogenol®-Gruppe null.

Nach dem Flug hatte sich die Bewertung der Ödeme bei Passagieren, die Pycnogenol® einnahmen nur um 18 % erhöht, während sich dieser bei der Kontrollgruppe vergleichsweise stark um 58 % erhöhte. (siehe 9.)

Ihr ständiger Flugbegleiter: Pycnogenol®

Es ist sicher eine gute Idee, die Pycnogenol®-Dosis vor und während Flügen zu erhöhen. Wir tun das regelmäßig. Dafür gibt es neben weniger geschwollenen Füßen und dem geringeren Thromboserisiko noch einen weiteren Grund: Jetlag. Wenn mehr als drei bis vier Zeitzonen durchquert werden, kann der Körper sich physisch in einer Zeitzone befinden, während die Biochemie des Körpers dieser Veränderung nachhinkt. Das kann zu verschiedenen Symptomen führen:

Vor allem wird der Schlafrhythmus gestört: man ist mitten in der Nacht wach und am Tag hundemüde. Sowohl das allgemeine Wohlbefinden als auch die geistige

Tabelle 10.3: Täglich 150 mg Pycnogenol® im Vergleich zu Kompressionsstrümpfen, zweite Studie.
98 Patienten mit chronischer Veneninsuffizienz

		Beginn	8 Wochen
Strümpfe	Knöchelschwellung	2,3	2,0
Pycnogenol® (150 mg/Tag)		2,3	1,5
Strümpfe + Pycnogenol®		2,2	1,3
Strümpfe	Klinischer Schweregrad	8,4	5,7
Pycnogenol®		8,4	4,5
Strümpfe + Pycnogenol®		8,3	4,0
Strümpfe	Sauerstoffdruck	46,8	46,1
Pycnogenol®		46,2	50,1
Strümpfe + Pycnogenol®		47,1	51,1

Leistungsfähigkeit werden dadurch gesenkt. Manche Menschen sind leicht reizbar, manche haben Kopfschmerzen, andere verlieren den Appetit.

Im Rahmen der oben erwähnten Studie beobachteten die Forscher auch weniger Jetlag-Symptome in der Pycnogenol®-Gruppe.

Weniger Jetlag durch Pycnogenol®

Um diese Beobachtungen objektiv nachzuvollziehen, wurde eine neue Studie begonnen.

Die 38 teilnehmenden Piloten, Flugbegleiter und Passagiere begannen 48 Stunden vor Beginn eines Langstreckenfluges, eine Woche lang 150 mg Pycnogenol® einzunehmen. In der Studie waren sowohl Flüge von Westen nach Osten als auch von Osten nach Westen. 48 Stunden nach dem Flug wurden die Jetlag-Symptome bewertet.

Eine Kontrollgruppe aus 30 nicht behandelten Freiwilligen bewertete die Symptome ebenfalls. (siehe 10.)

In der Kontrollgruppe hielten die Jetlag-Symptome durchschnittlich 39 Stunden an, in der Pycnogenol®-Gruppe dagegen nur 12 Stunden. Dabei waren die Symptome in der Pycnogenol®-Gruppe deutlich schwächer ausgeprägt als in der Kontrollgruppe. Tabelle 10.4 zeigt die Zusammenfassung der Studienergebnisse.

Die Ergebnisse dieser Studie legten nahe, dass Personen, die zu Ödemen neigten, auch stärker unter Jetlag litten. Es wird daher angenommen, dass auch eine Art Ödem im Gehirn auftreten könnte. Solche Hirnödeme könnten extrem klein sein und keine klinischen Anzeichen auslösen, aber die kognitiven Fähigkeiten bis zu einem gewissen Grad stören.

Tiefere Einblicke in den Jetlag

Um diese Annahme zu untermauern, wurde die gleiche Studie nochmals durchgeführt: 150 mg Pycnogenol® über eine Woche. Zusätzlich wurde das Gehirn aber innerhalb von 28 Stunden nach dem Flug über eine Computertomografie (CT) untersucht. (siehe 10.)

Auch in dieser Studie waren die Jetlag-Symptome und die Schwellung der Knöchel in der Pycnogenol® weniger ausgeprägt als in der nicht behandelten Kontrollgruppe. Die Hirnscans in der Kontrollgruppe zeigten tatsächlich sehr kleine Ödeme, die weniger als 50 % der Hirnoberfläche betrafen. In der Pycnogenol®-Gruppe waren die von Ödemen betroffenen Bereiche kleiner. Bei 60 % der Teilnehmer in der Kontrollgruppe, die die stärksten Jetlag-Symptome hatten, wurden leichte Hirnödeme festgestellt. Weitere Studien sind notwendig, um zu klären, welche Verbindung zwischen minimalen, subklinischen Hirnödemen und Jetlag besteht.

Abschließend ist daher zu sagen, dass diese Jetlag-Studien mit 120 Teilnehmern zusätzlich zur Prophylaxe gegen Thrombosen und Ödeme der Unterschenkel einen

Tabelle 10.4: Pycnogenol® reduziert Jetlag-Symptome.

	Bewertung Kontrollgruppe	Bewertung Pycnogenol®
Appetitlosigkeit	7	3
Kopfschmerzen	7	3
Erschöpfung	8	2
Orientierungslosigkeit	6	3
Magenbeschwerden	6	5
Unregelmäßiger Schlaf	9	3
Reizbarkeit	6	3
Irrationalität	6	3
Schlechte Leistung	7	2
Veränderungen des Wohlbefindens	8	2
Dauer der Symptome (Stunden)	39	18

weiteren Grund bieten, Pycnogenol® vor und während Flügen einzunehmen: Man hat weniger Jetlag.

Pycnogenol® und Hämorrhoiden

Millionen leiden an Hämorrhoiden, doch Schätzungen zufolge gehen nur 20 % der Patienten zum Arzt. Es ist nicht einfach, über Schmerzen im Gesäß zu reden. Laut dem National Digestive Diseases Information Clearinghouse sind bis zum 50. Lebensjahr 50 % der Bevölkerung der USA von Hämorrhoiden betroffen. Auch wenn Hämorrhoiden in den meisten Fällen ein vorübergehendes und relativ kurzfristiges Problem sind, wird die Lebensqualität in dieser Zeit deutlich eingeschränkt.

Wie wir bereits erwähnt haben, erfahren wir häufig über die Anwender von neuen Anwendungsmöglichkeiten für Pycnogenol®. Als Professor Rohdewald im Auftrag seines befreundeten Arztes begann, die französische Literatur zu Pycnogenol®

Tabelle 10.5: Entwicklung der Episoden mit Hämorrhoiden (Bewertungen).

		Anfangswert	7 Tage	14 Tage
Intravaskulärer Thrombus	1	2,3	1,9	1,7
	2	2,1	0,6	0,2
	3	2,3	0,3	0,2
	4	2,1	0,5	0,2
Starke Schmerzen	1	3,4	2,2	1,9
	2	3,2	0,8	0,2
	3	3,3	0,3	0,2
	4	3,1	0,7	0,2
Schwellungen	1	3,6	2,8	2,4
	2	3,6	1,1	1,1
	3	3,6	0,5	0,4
	4	3,5	1,2	1,0
Überempfindlichkeit	1	3,7	2,8	2,1
	2	3,8	1,4	1,4
	3	3,7	1,0	1,0
	4	3,7	1,3	1,3
Blutungen	1	2,8	1,3	1,0
	2	2,6	0	0
	3	2,7	0	0
	4	2,6	0	0
1) Placebo; 2) Pycnogenol®-Tabletten; 3) Pycnogenol®-Tabletten + Pycnogenol®-Creme; 4) Pycnogenol®-Tabletten + Basiscreme				

durchzusehen, fand er einige Einzelberichte und kleine Fallstudien, in denen die durch Hämorrhoiden verursachten Schmerzen, die Blutungen und der Juckreiz verschwanden, wenn die Patienten Pycnogenol® einnahmen. Diese Fallstudien waren zwar detailliert beschrieben, aber es handelte sich nicht um kontrollierte Studien. In

Italien wurde eine klinische Studie durchgeführt, um die Rolle von Pycnogenol® bei der Behandlung von Hämorrhoiden objektiv zu bestimmen. (siehe 11.)

Schmerzhaft auszusitzen: Hämorrhoiden

Für diese Studie wurden in einer Arztpraxis in Pescara in Italien 84 Probanden rekrutiert, bei denen akute externe Hämorrhoiden vorlagen. Sie wurden zufällig in eine Pycnogenol®- und eine Placebo-Gruppe eingeteilt. Auch die Kombination aus der internen und der externen Behandlung wurde im Rahmen dieser Studie getestet. Die eine Patientengruppe erhielt entweder eine Pycnogenol®-Creme und Pycnogenol® in Tablettenform, die andere Patientengruppe die Creme ohne Pycnogenol® und Pycnogenol®-Tabletten. Zur Behandlung dieser akuten Episoden wurde für die ersten vier Tage eine hohe Pycnogenol®-Dosis (300 mg) gewählt. Für die darauf folgenden drei Tage wurde die Dosis auf 150 mg reduziert. (siehe 11.)

Die Placebo-Gruppen erhielten dieselbe Anzahl Tabletten. Die Gruppen, die außerdem eine externe Behandlung mit Cremes erhielten, erhielten ebenso viel Pycnogenol® wie die ersten beiden Gruppen. Alle Gruppen wurden unterrichtet, wie sie ihre Ernährung umstellen konnten, um die Symptome zu lindern und die Verschlimmerung der Hämorrhoiden zu verhindern. Die Symptome und Anzeichen der Hämorrhoiden wurden wöchentlich bewertet.

Das sichtbarste Symptom, die Blutungen, verschwanden bei den 3 Pycnogenol®-Gruppen innerhalb der Studie vollständig, während sie in den Kontrollgruppen noch vorhanden waren.

Die Schwere der Symptome wurde im Vergleich zu den Kontrollgruppen bei allen Pycnogenol®-Gruppen deutlich niedriger bewertet. Die Kombinationstherapie aus Pycnogenol®-Tabletten und Pycnogenol®-Creme führte zur schnelleren Linderung der Symptome. Die Kombination aus Pycnogenol® mit der Basiscreme war nur unwesentlich wirksamer als Pycnogenol® als Einzeltherapie.

Erhöhte Lebensqualität, geringere Behandlungskosten

Neben der Bekämpfung der Hämorrhoiden wurde auch die Lebensqualität der Teilnehmer in den Pycnogenol®-Gruppen erhöht. Dies wurde an der Arbeitsleistung, an der Fähigkeit zum Gehen und Stehen und der sozialen Aktivität gemessen. Die Besserung war auch an den Behandlungskosten erkennbar: Im Vergleich zu den Kontrollgruppen waren die Kosten 33–58 % geringer, und es gingen weniger Arbeitstage verloren – 4,6 bzw. 3 Tage.

Diese Ergebnisse sprechen für die Behandlung von Hämorrhoiden mit einer Kombination aus der internen und externen Anwendung von Pycnogenol®. So kann die Behandlung von innen die Gesundheit des Endothels verbessern und Thrombosen reduzieren, während die externe Anwendung auch die wundheilende und antibakterielle Wirkung von Pycnogenol® nutzt.

Im Rahmen einer weiteren Studie der italienischen Ärzte wurde untersucht, ob Hämorrhoiden, die sich während einer Schwangerschaft bilden, innerhalb kürzerer Zeit verschwinden, wenn die werdenden Mütter nach dem 3. Schwangerschaftsmonat täglich 150 mg Pycnogenol® einnahmen. Die Studie enthielt auch eine Kontrollgruppe, die nicht behandelt wurde. (siehe 12.) Nach 6 Monaten mit Pycnogenol® hatten 75 % der Frauen in der Pycnogenol®-Gruppe keine Symptome mehr, während nur 56 % der Frauen in der Kontrollgruppe keine Hämorrhoiden mehr hatten. Auch die während der Schwangerschaft entstandenen Ödeme der Unterschenkel verschwanden bei 96,8 % der Frauen nach der Gabe von 100 mg Pycnogenol® pro Tag innerhalb von sechs Monaten. (siehe 12.) Die Behandlung mithilfe von Strümpfen war weniger erfolgreich, da nach sechs Monaten noch bei 13,3 % der Frauen in dieser Gruppe Ödeme vorhanden waren.

Pycnogenol® und Tinnitus

Es kann ein Klingeln oder Summen sein, vielleicht auch ein Pfeifen oder ein Brummgeräusch. Die Geräusche sind minuten-, stunden- sogar tagelang zu hören – oder sogar noch länger. Ein Tinnitus kann viele Ursachen haben. Häufige Lärmbelastung

Tabelle 10.6: Einschränkungen im Alltag.

		7 Tage	14 Tage
Veränderungen sozialer Gewohnheiten	1	3,4	2
	2	2	1
	3	2	0,4
	4	2,2	1
Einschränkungen beim Gehen	1	3,3	2
	2	2	1
	3	1,2	0,6
	4	2	1
Einschränkungen beim Stehen	1	3,4	1,3
	2	2,2	0,4
	3	2	0,2
	4	2,3	0,5
Einschränkung der Arbeitsleistung	1	3,4	2,2
	2	2,5	1,1
	3	0,3	0,2
	4	2,6	1
Scham, sozialer Rückzug	1	3,7	2
	2	3,1	1,1
	3	2	0,8
	4	3	1
1) Placebo; 2) Pycnogenol®-Tabletten; 3) Pycnogenol®-Tabletten + Pycnogenol®-Creme; 4) Pycnogenol®-Tabletten + Basiscreme			

gilt als eine Ursache. Auch der Militärdienst gilt als möglicher Auslöser. Laut der American Tinnitus Association gab die Regierung 2014 rund 2,26 Milliarden Dollar in Invalidenrenten für Veteranen aus, die an Tinnitus litten. (siehe 13.)

Leider gibt es keine Standardtherapie bei Tinnitus. Einige „Therapien“ bestehen darin, den Patienten zu helfen, mit der Erkrankung zu leben. Andere Optionen sind die Nervenstimulation oder Geräuschtherapie, in schweren Fällen kann Prostaglandin ein Therapieansatz sein.

In Italien beobachteten einige Ärzte in manchen Fällen, dass Patienten, die wegen Durchblutungsstörungen Pycnogenol® nahmen, auch weniger Tinnitus hatten. Diese Ärzte kannten sich mit der Behandlung von Tinnitus mithilfe von Medikamenten aus, die die Mikrozirkulation im Innenohr verbesserten, und sie wollten Pycnogenol® als Nahrungsergänzung bei Tinnitus weiter testen.

Pycnogenol® reduziert dosisabhängig den Tinnitus

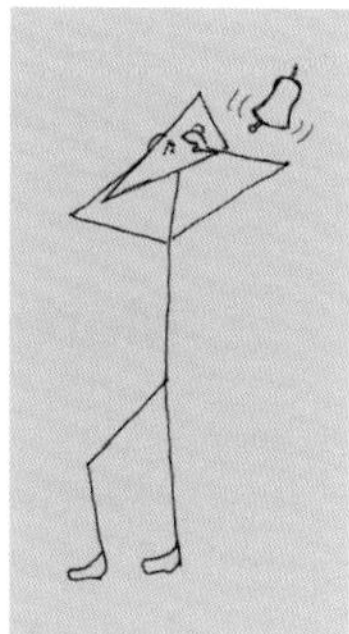

Um die Wirkung von Pycnogenol® auf breiterer Basis zu testen wurden Patienten rekrutiert, die nur auf einem Ohr an Tinnitus litten. (siehe 14.) In dieser Studie erhielten 24 Patienten täglich 150 mg Pycnogenol®, 34 Patienten erhielten täglich 100 mg Pycnogenol® und 24 Patienten dienten als Kontrollgruppe und wurden nicht behandelt. Die Patienten bewerteten ihre Symptome mithilfe zweier unterschiedlicher Maßstäbe zu Beginn der Studie und nach vier Wochen, also am Ende der Studie.

Die Tinnitussymptome nahmen bei höheren Dosen stärker ab, während in der Kontrollgruppe keinerlei Änderungen festzustellen waren.

Mithilfe von komplexen Ultraschallmessungen konnten die Forscher erklären, wie Pycnogenol® dosisabhängig die Symptome linderte: Pycnogenol® verbessert den Blutfluss im Innenohr. Dies ist möglich, da Pycnogenol® grundsätzlich den Blutfluss verbessert, indem es die Blutgefäße erweitert (siehe Tab. 10.7).

Die höhere Dosis führte zu einem besseren Blutfluss als die niedrige Dosis.

Tabelle 10.7: Blutfluss im Ohr (cm/sec).

	Betroffenes Ohr		
		Systolisch	Diastolisch
Pycnogenol® (100 mg)	Vorher	14,3	4,22
	Nach 4 Wochen	21,2	8,23
Pycnogenol® (150 mg)	Vorher	13,2	3,2
	Nach 4 Wochen	24,3	12,5
Kontrolle	Vorher	13,6	4,12
	Nachher	13,3	3,22

Diese Untersuchung zeigt die dosisabhängige Wirkung von Pycnogenol® auf die Durchblutung im Innenohr, die zur Linderung des Tinnitus führt. Pycnogenol® als Nahrungsergänzungsmittel zur Linderung der Tinnitus-Symptome.

Morbus Menière

Morbus Menière ist eine weitere Erkrankung des Innenohrs, die mit Tinnitus in Verbindung steht. Sie geht jedoch auch mit Schwindel und Hörminderung einher. Diese Symptome werden durch eine Störung des Lymphflusses im Ohr hervorgerufen. In einer Studie, die an der italienischen Universität Chieti-Pescara durchgeführt wurde, behandelten und überwachten die Forscher 107 Patienten im Alter zwischen 35 und 55 Jahren, die an Morbus Menière und Symptomen wie Tinnitus litten. Alle Patienten wurden nach dem neuesten Stand der Medizin behandelt. Dazu gehörten Anticholinergika, Benzodiazepine, Antihistaminika, Kortikosteroide, eine salzarme Ernährung und die Vermeidung von Koffein, Alkohol und anderen Stimulanzien. Zusätzlich zur bestmöglichen Behandlung erhielt die Pycnogenol®-Gruppe außerdem 150 mg Pycnogenol® pro Tag. Auch in dieser Studie erwies sich die zusätzliche Gabe von 150 mg Pycnogenol® als extrem hilfreich. (siehe 15.)

Die Ergebnisse wurden auf Grundlage von Beobachtungen und Berichten zur Bewertung von Symptomen wie Tinnitus, Druckgefühl und unsicherer Gang aufgezeichnet.

Der Blutfluss im Innenohr wurde auch in dieser Studie über eine hochauflösende Sonde gemessen. Zu Beginn der Studie war die Durchflussgeschwindigkeit im Bereich des betroffenen Ohres im Vergleich mit dem anderen Ohr wesentlich geringer, die Cochlea wurde nicht ausreichend durchblutet.

Nach der dreimonatigen Behandlung mit Pycnogenol® hatten 45 % der Patienten keine Symptome mehr. Dagegen waren in der nicht behandelten Kontrollgruppe nur 23 % der Patienten asymptomatisch. Nach 6 Monaten mit Pycnogenol® waren 87 % symptomfrei, während nur 35 % der Patienten in der Kontrollgruppe keine Symptome mehr zeigten.

Nach der sechsmonatigen Studie stellten die Forscher zusammenfassend fest, dass Pycnogenol®:

- den Blutfluss im Innenohr wesentlich verbessert und den Druck im Vergleich zur Kontrollgruppe vermindert (höhere Durchflussrate, höhere diastolische Komponente,
- den von den Patienten wahrgenommenen Tinnitus im Vergleich zur Kontrollgruppe wesentlich lindert,
- die Anzahl der aufgrund der Innenohrbeschwerden ausgefallenen Arbeitstage im Vergleich zur Kontrollgruppe senkt.

„Die Verbesserung der Mikrozirkulation ist eine wichtige Wirkung von Pycnogenol®, die es zu einer sicheren Option zur Nahrungsergänzung für die Patienten macht, denen die Linderung der Symptome von Morbus Menière und Tinnitus, wichtig ist“, sagte der Studienleiter Prof. Gianni Belcaro. „Da Pycnogenol® auch nachweislich entzündungshemmend und antioxidativ wirkt, kann es eventuell auch der Entstehung eines Tinnitus vorbeugen.“

Wir haben in diesem Kapitel dargelegt, wie durch die Nahrungsergänzung die Venengesundheit und Mikrozirkulation erhalten werden kann. Dabei haben wir besonders die Zusammenhänge zu Ödemen, Jetlag, dem „Economy Class-Syndrom", Hämorrhoiden und Tinnitus näher betrachtet. Im nächsten Kapitel wird es um die gesundheitlichen Vorteile gehen, die speziell Frauen betreffen.

Quellenverzeichnis zu Kapitel zehn

1. Gulati OP. Pycnogenol® in Chronic Venous Insufficiency and Related Venous Disorders. Phytother Res. 2013 Jun 15. doi: 10.1002/ptr.5019.

2. Arcangeli P. Pycnogenol® in chronic venous insufficiency. Fitoterapia 71(3): 236–244, 2000.

3. Koch R. Comparative study of Venostasin and Pycnogeno® in chronic venous insufficiency. Phytother Res 16: 1–5, 2002

4. Cesarone Mr, Belcaro G, Rohdewald P, et al. Comparison of Pycnogenol® and Daflon® in Treating Chronic Venous Insufficiency: A Prospective, Controlled Study. Clin Appl Thromb Hemost 12: 205–212, 2006

5. Riccioni C, Sarcinella R, Izzo A, et al. Efficacia della troxerutina associata al Pycnogenol® nel trattamento farmacologico dell'insufficienza venosa. Minerva Cardioangiol 52: 43–48, 2004

6. Belcaro G, Dugall M, Luzzi R, et al. Improvement of Venous Tone with Pycnogenol® in Chronic Venous Insufficiency: An Ex Vivo Study on Venous Segments. Int J Angiol 23: 47–52, 2014

7. Errichi BM, Belcaro G, Hosoi M, et al. Prevention of post thrombotic syndrome with Pycnogenol® in a twelve month study. Panminerva Med 53: 21–27, 2011

8. Cesarone MR, Belcaro G, Rohdewald P, et al. Improvement of signs and symptoms of chronic venous insufficiency and microangiopathy with Pycnogenol®. A prospective, controlled study. Phytomedicine 17: 835–839, 2010

9. Belcaro G, Cesarone MR, Rohdewald P, et al. Prevention of venous thrombosis and thrombophlebitis in long-haul flights with Pycnogenol®. Clin Appl Thromb Hemost 10: 373–377, 2004

10. Belcaro G, Cesarone MR, Steigerwalt RJ, et al. Jet-lag: Prevention with Pycnogenol®. Preliminary report: evaluation in healthy individuals and in hypertensive patients. Minerva Cardioangiol 56: 3–9, 2008

11. Belcaro G, Cesarone MR, Errichi B, et al. Pycnogenol® Treatment of Acute Hemorrhoidal Episodes. Phytother Res 24: 438–444, 2010

12. Belcaro G, Gizzi G, Pellegrini L, et al. Pycnogenol® in portpartum symptomatic hemorrhoids. Minerva Ginecol 66: 77–84, 2014

13. Caroll J. Defense Media Network

14. Grossi MG, Belcaro G, Cesarone MR, et al. Improvement in cochlear flow with Pycnogenol® in patients with tinnitus: a pilot evaluation. Panminerva Med 52: 63–67, 2010

15. Luzzi R, Belcaro G, Hu S, et al. Improvement in symptoms and cochlear flow with Pycnogenol® in patients with Meniere's disease and tinnitus. Minerva Med, 105: 245–254, 2014

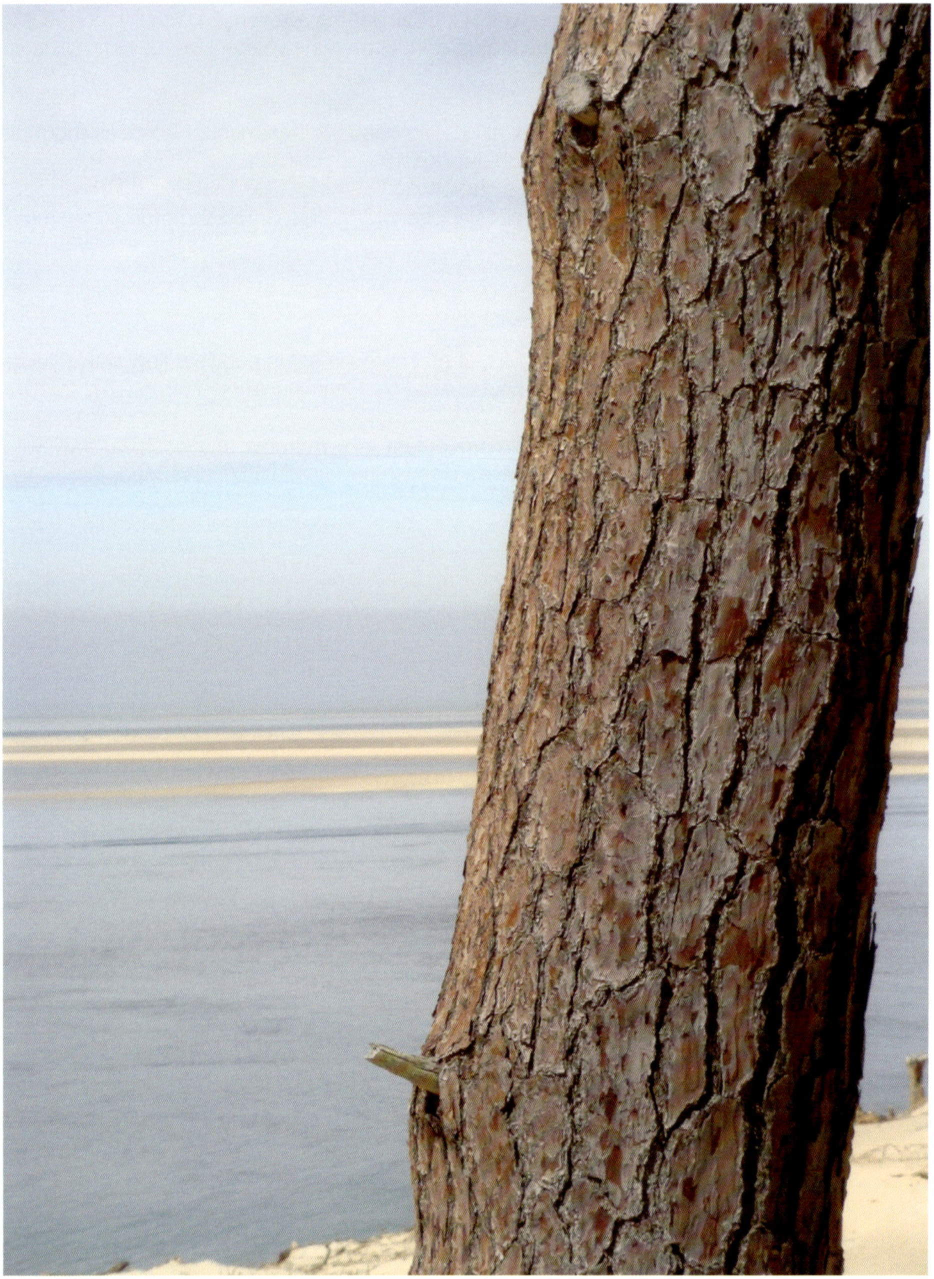

Kapitel elf | Frauengesundheit

Pycnogenol® hat für Frauen in jedem Lebensalter besondere Vorteile. Zusätzlich zu den gesundheitlichen Vorteilen, die es für beide Geschlechter bietet, hilft Pycnogenol® Frauen auch durch schwierige Zeiten wie Schwangerschaften und vor allem die Wechseljahre.

Weniger Regelschmerzen mit Pycnogenol®

Die meisten Frauen im gebärfähigen Alter müssen sich jeden Monat damit herumschlagen. Manche haben leichte Beschwerden vor der Menstruation (Prämenstruelles Syndrom, PMS), viele nehmen Analgetika, um arbeiten zu können. Bei manchen wird die Lebensqualität durch die Schmerzen erheblich eingeschränkt. Der monatliche vollständige Austausch des Gewebes, welches das Innere der Gebärmutterhöhle auskleidet, des sogenannten Endometriums, ist ein Wundheilungsprozess, an dem Entzündungsprozesse beteiligt sind. Die Entzündung wird durch Prostaglandine ausgelöst, die sich während der Menstruation bilden und zur Kontraktion des Uterus und zu Schmerzen führen.

In der medizinischen Fachsprache wird dies als Dysmenorrhö bezeichnet.

Die Prävalenz der Dysmenorrhö ist bei jugendlichen Frauen am höchsten. Schätzungsweise sind je nach dem verwendeten diagnostischen Standard zwischen 20 und 90 % aller jungen Frauen betroffen. Dysmenorrhö ist bei Frauen die häufigste Ursache für Fehltage am Arbeitsplatz.

Zwei japanische Gynäkologen, denen die entzündungshemmende Wirkung und die positive Wirkung auf die Wundheilung bekannt war, begannen eine Pilotstudie mit Pycnogenol®. Sie gaben 39 Frauen sieben Tage vor den „schlimmen Tagen“ täglich

30 mg Pycnogenol®. Den Frauen zufolge wurden sowohl die Bauchschmerzen als auch die Krämpfe deutlich gelindert. (siehe 1.)

Dies stärkte das Vertrauen der Ärzte in Pycnogenol®, und sie untersuchten im Rahmen einer weiteren Studie die Wirkung von 60 mg Kiefernrindenextrakt über zwei Zyklen. Im Vergleich zur Vorbehandlung wurden die Bauchschmerzen nun nicht mehr als stark, sondern nur als leicht bewertet und die Frauen berichteten, dass sie nun weniger Tage unter Menstruationsschmerzen litten. Dadurch verwendeten sie auch weniger Analgetika (siehe Abb. 11.1). (siehe 2.)

Eine multizentrische Studie belegt, dass bei Dysmenorrhö weniger Schmerzmittel notwendig sind

Eine multizentrische Studie an 116 Frauen an 4 japanischen Krankenhäusern zeigte, dass die regelmäßige Gabe von täglich 60 mg Pycnogenol® die Verwendung von Analgetika halbierte. Auch nachdem das Pycnogenol® abgesetzt wurde, blieb der Analgetikabedarf niedrig. (siehe 3.)

Auch in der Placebo-Gruppe wurden weniger Analgetika verwendet, der Unterschied war jedoch geringer. Die Frauen in der Pycnogenol®-Gruppe hatten 50 % weniger schmerzhafte Tage, in der Placebo-Gruppe wurden diesbezüglich keine Änderungen gemeldet (siehe Abb. 11.2).

Weniger Schmerzen bei Endometriose

Endometriose ist ein weiteres schmerzhaftes Krankheitsbild, das mit dem Zyklus in Verbindung steht. Die Zellen, die die Gebärmutterhöhle auskleiden, das sogenannte Endometrium (oder die Gebärmutterschleimhaut), werden normalerweise während der Menstruation durch neues Gewebe ersetzt. Bei Endometriose kommen die Zellen des Endometriums auch in anderen Körperbereichen vor. Sie wanderten nach außen in Richtung anderer Organe, wuchsen dort als Endometrium und reagieren auf die Zyklusschwankungen. Da die verlagerten Zellen nicht wie das normale Endometrium abgebaut werden können, kommt es zu schmerzhaften Entzündungen.

Die Standardtherapie bei Endometriose beinhaltet entzündungshemmende Medikamente. In komplizierteren Fällen sind chirurgische Eingriffe notwendig. Die Hormonbehandlung mit dem synthetischen Peptid Leuprorelin zur Blockade der Östrogenproduktion ist ebenfalls eine Möglichkeit. Leuprorelin muss als langanhaltendes Depot unter die Haut gespritzt werden. Es verhindert die Menstruation, aber auch die Empfängnis. Die Behandlung mit Leuprorelin muss jedoch auf sechs Monate beschränkt werden, um Osteoporose und andere Nebenwirkungen zu vermeiden, die auftreten können, wenn die Behandlung nicht rechtzeitig abgebrochen wird.

In Japan verglich eine Studie an 58 Frauen mit Endometriose die Linderung der Menstruationsbeschwerden durch die tägliche Einnahme von Leuprorelin mit der Einnahme von 60 mg Pycnogenol®. Leuprorelin unterdrückt die Menstruation und linderte die Schmerzen während der Behandlungsdauer von 6 Monaten. Allerdings nahmen die Schmerzen 24 Wochen nach dem obligatorischen Ende der Behandlung wieder zu; sie wurden als mittelstark bis stark bewertet (siehe Abb. 11.3). (siehe 4.)

Pycnogenol® linderte die Schmerzen langsamer und nicht so stark wie das Vergleichsmedikament, doch die Schmerzen wurden auch in den folgenden 24 Wochen weiter reduziert. Das Nahrungsergänzungsmittel störte weder den Menstruationszyklus noch den Östrogenspiegel. Sechs der Frauen, die Pycnogenol® einnahmen, verließen die Studie, weil sie schwanger wurden.

die Messung eines spezifischen Antigens ließ vermuten, dass die Absiedelungen des Endometriums, die Endometriome, durch die Nahrungsergänzung mit Pycnogenol® verkleinert wurden. Aufgrund dieser Untersuchung kann Pycnogenol® als Alternative zur Hormonbehandlung bei Endometriose empfohlen werden. (siehe 4.)

Eine brasilianische Studie überprüfte die Wirkung einer Kombination aus oralen Verhütungsmitteln und 100 mg Pycnogenol® bei Endometriose. Orale Verhütungsmittel lindern die Schmerzen bei Endometriose, doch durch die Ergänzung mit Pycnogenol® hatten 54–57 % der Frauen gar keine Schmerzen mehr. Dieses Ergebnis konnte mit den oralen Verhütungsmitteln allein nicht erreicht werden. (siehe 5.)

Die Untersuchung von Biopsien von Frauen mit Endometriose ergab eine geringere Konzentration des Signalmoleküls Vascular Endothelial Growth Factor und von Aromatase im Gewebe des Endometriums, wenn die Patienten mit einer Kombination aus oralen Verhütungsmitteln und Pycnogenol® behandelt wurden. (siehe 6.) Beide Stoffe sind an der Entstehung von Schmerzen bei Endometriose beteiligt.

Weniger Schmerzen während der Schwangerschaft

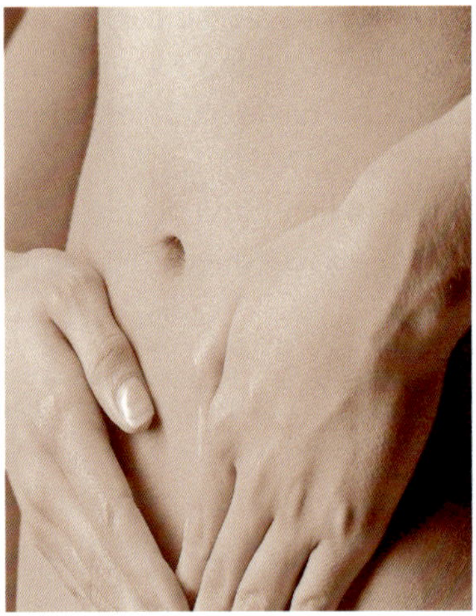

Viele Frauen haben in den letzten 3 Schwangerschaftsmonaten Schmerzen im unteren Rücken, in den Hüftgelenken und im Becken oder Wadenkrämpfe. Im Rahmen einer Studie an 80 schwangeren Frauen wurden bis zur Geburt täglich 30 mg Pycnogenol® verabreicht. Dies linderte bereits nach zwei Wochen alle Schmerzen deutlich. In der Kontrollgruppe war keine bedeutende Schmerzlinderung feststellbar. (siehe 7.)

In der Pycnogenol®-Gruppe waren während der Behandlung keine unerwünschten Nebenwirkungen aufgetreten. 68 Frauen hatten in dieser Gruppe eine normale Geburt und bei 12 Frauen wurde ein Kaiserschnitt durchgeführt.

Die Gynäkologen kamen zu folgendem Fazit: „Die Nahrungsergänzung mit Pycnogenol® im letzten Trimester der Schwangerschaft scheint eine sichere und wirksame Methode zu sein, durch die Schwangerschaft verursachte Schmerzen zu lindern."

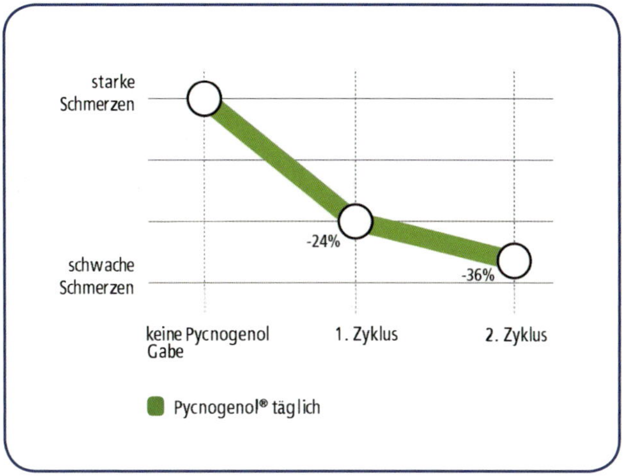

Abbildung 11.1: Pycnogenol® lindert nach und nach Menstruationsschmerzen. (Siehe 2.)

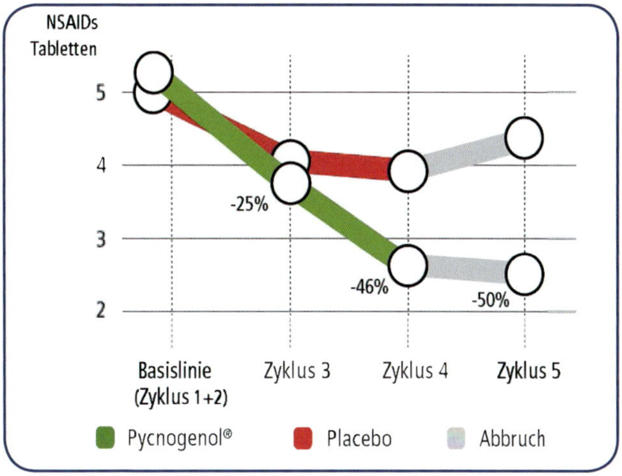

Abbildung 11.2: Frauen, die Pycnogenol® einnahmen, benötigten weniger Schmerzmittel. (Siehe 3.)

Auch wenn in Tierversuchen keine teratogene (Missbildungen verursachende) Wirkung durch Pycnogenol® nachgewiesen werden konnte, empfehlen wir Frauen im ersten Trimester als Vorsichtsmaßnahme, auf die Einnahme von Pycnogenol® zu verzichten.

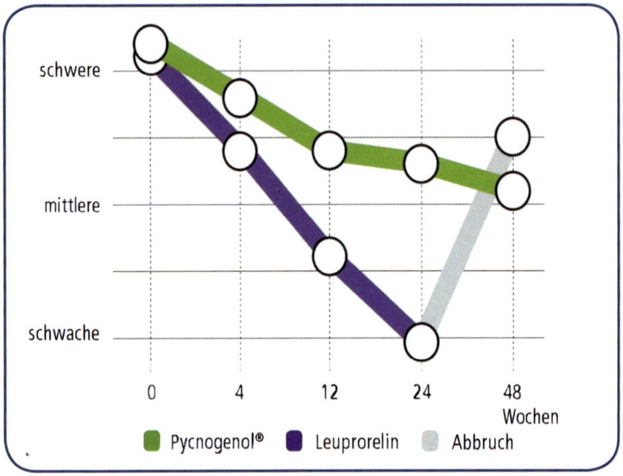

Abbildung 11.3: Pycnogenol® lindert Beckenschmerzen bei Endometriose. (Siehe 4.)

Linderung bei klimakterischen Beschwerden

Für Frauen zwischen 45 und 60 Jahren sind Wechseljahresbeschwerden normal. Sie werden von Hitzewallungen, nächtlichem Schwitzen und gynäkologischen Beschwerden geplagt, in manchen Fällen kommt es zu Stimmungsschwankungen und Depressionen, Unbehagen und Erschöpfung bis hin zu Nervosität und Hyperaktivität. Viele Frauen haben Schlafstörungen, andere haben Schmerzempfindungen. Auf Grundlage unserer bisherigen Erfahrungen konnten wir erwarten, dass Pycnogenol® einige Symptome lindern würde. Pycnogenol® lindert Schmerzen bei Dysmenorrhö und in der Schwangerschaft, wirkt positiv auf kognitive Funktionen und normalisiert den Blutdruck, wenn dieser zu hoch ist. Professor Rohdewald wollte jedoch eine Studie durchführen, um herauszufinden, ob Pycnogenol® die Erwartungen bezüglich einer Besserung der klimakterischen Beschwerden erfüllen würde.

Linderung aller klimakterischen Symptome

An einer gynäkologischen Klinik in Taiwan wurde eine Studie begonnen. In der 6 Monate dauernden Doppelblindstudie wurde die Gabe von täglich 200 mg Pycnogenol® mit einem Placebo verglichen. Zu Beginn der Studie beantworteten 155 Frauen zwischen 45 und 55 Jahren Fragen aus einem standardisierten gynäkologischen „Fragebogen zur Frauengesundheit“, um die Häufigkeit der klimakterischen Symptome und das Ausmaß der Beschwerden in Erfahrung zu bringen. (siehe 8.)

Jedes im Fragebogen aufgelistete Symptom nahm in der Pycnogenol®-Gruppe über die sechs Monate stetig ab: Die Bewertung der Beschwerden verringerte sich von „deutlich“ oder „leicht“ hin zu „leicht“ oder „keine“. Pycnogenol® wirkte klar besser als das Placebo, welches fast keine Wirkung zeigte.

Bemerkenswerterweise war das Muster der klimakterischen Beschwerden bei den taiwanesischen Frauen anders als bei europäischen Frauen. Während europäische Frauen vor allem an Hitzewallungen und nächtlichem Schwitzen leiden, klagten die taiwanesischen Frauen vor allem über Beschwerden wie Müdigkeit, Schlafstörungen, Kopfschmerzen und Unruhe.

Es scheint zunächst erstaunlich, dass jedes einzelne Symptom nach und nach, nicht schlagartig, aber dauerhaft gelindert wurde. Es war jedoch aus früheren Studien bekannt, dass Pycnogenol® auch das Gedächtnis und die Lernfähigkeit verbessert. Es konnte auch Hyperaktivität mildern und die Aufmerksamkeit erhöhen.

Auf der Grundlage dieser Beobachtungen ist verständlich, dass auch Gedächtnisverlust, ein klimakterisches Symptom, durch die Behandlung positiv beeinflusst werden würde. Der Grund für die Verbesserung der Hirnfunktion könnte die Stimulation von Neurotransmittern durch Stickstoffmonoxid (NO) sein, die bereits in früheren Kapiteln erörtert wurde. Neben dem Gedächtnis wird auch das Schlafverhalten durch NO beeinflusst, welches durch Pycnogenol® in größeren Mengen produziert wird. Da die Teilnehmer weniger Schlafstörungen meldeten, ging es ihnen morgens höchstwahrscheinlich besser, und sie konnten ruhiger und selbstbewusster in den Tag starten. Dadurch fühlten sie sich wahrscheinlich auch aktiver und weniger niedergeschlagen.

Ein positives „Nebenprodukt“ dieser Studie war die Erkenntnis, dass die taiwanesischen Frauen einen etwas niedrigeren Blutdruck und einen niedrigeren Cholesterinspiegel im Blut hatten. Außerdem hatte sich der antioxidative Status des Blutes deutlich verbessert.

Eine weitere Studie belegt die Linderung von klimakterischen Beschwerden

Zur Bestätigung wurde eine zweite, ähnliche Studie in Italien durchgeführt, bei der allerdings nur halb so viel Pycnogenol® verwendet wurde wie in Taiwan. Für die italienische Studie wurden 65 Frauen im Alter zwischen 40 und 50 Jahren in zwei Gruppen eingeteilt. Eine Gruppe aus 33 Frauen nahm täglich 100 mg Pycnogenol®, die restlichen 32 Frauen dienten als Kontrollgruppe. (siehe 9.) Alle Teilnehmer beantworteten zu Beginn der Studie und nach acht Wochen die Fragen eines standardisierten Fragebogens zu klimakterischen Symptomen. Zu Beginn der Studie wurden alle Frauen informiert, wie sie die klimakterischen Symptome mithilfe eines gesünderen Lebensstils kontrollieren oder begrenzen könnten. Nach acht Wochen hatten alle Symptome in der Pycnogenol®-Gruppe im Vergleich zum Beginn der Studie abgenommen. Dieser Trend war in der Kontrollgruppe nicht vorhanden. Im Gegensatz zu den Ergebnissen aus Taiwan wurden in dieser Studie kaum Schlafstörungen gemeldet. Die häufigsten Symptome waren unregelmäßige Menstruation, Hitzewallungen, nächtliches Schwitzen, Erschöpfung, Blähungen, unregelmäßiger Herzschlag, Kopfschmerzen und Verdauungsbeschwerden. Im Vergleich zur Kontrollgruppe wurden Hitzewallungen, Blähungen, unregelmäßiger Herzschlag und Verdauungsprobleme deutlich gelindert, während die Linderung der anderen Symptome nicht signifikant war.

Die europäischen Probanden hatten andere Symptome und die Herz-Kreislauf-Beschwerden sprachen erwartungsgemäß gut auf Pycnogenol® an. Die Ergebnisse in Bezug auf Blähungen und Verdauungsbeschwerden waren allerdings überraschend.

Der antioxidative Blutstatus wurde, ebenso wie in der taiwanesischen Studie, in der Pycnogenol®-Gruppe verbessert.

Tabelle 11.1: Veränderung der klimakterischen Symptome (siehe 8.).
Höhere Zahlen stehen für Besserung

	Pycnogenol®		Placebo	
	Ausgangswert	6 Monate	Ausgangswert	6 Monate
Gefühle				
Niedergeschlagen und traurig	3,15	3,40	3,11	3,07
Reizbarkeit	2,46	3,12	2,50	2,64
Sorgen, alt zu werden	2,50	3,17	2,36	2,52
Geringeres Wohlbefinden	2,85	3,23	3,03	2,95
Schlaf				
Müdigkeit tagsüber	2,07	3,04	1,98	2,28
Unruhe	2,65	3,16	2,76	2,78
Frühmorgendliches Aufwachen	2,50	3,14	2,52	2,48
Schwierigkeiten beim Einschlafen	2,59	3,61	2,41	2,41
Ängstlichkeit				
Panikgefühle	3,03	3,30	3,08	3,10
Herzklopfen	2,55	3,17	2,76	2,74
Angespanntes Gefühl	2,60	3,14	2,78	2,58
Menstruation				
Brustspannen	3,09	3,19	3,05	2,91
Starke Blutungen	2,59	3,16	2,50	2,50
Blähungen	2,71	3,30	2,75	2,93
Vasomotorisch				
Hitzewallungen	3,37	3,86	3,20	3,25
Nächtliches Schwitzen	3,38	3,65	3,48	3,43
Schmerzen				
Kopfschmerzen	2,20	3,13	2,63	2,73
Rücken-/Gliederschmerzen	2,26	3,16	2,33	2,28
Schmerzen und Nadelstiche in Händen & Füßen	3,10	3,40	3,00	3,12
Sexuell				
Verlust des sexuellen Interesses	2,67	3,21	2,51	2,65
Vaginale Trockenheit	2,41	3,18	2,61	2,42
Attraktivität				
Keine Lebensfreude	2,18	3,05	2,39	2,50
Gefühl, unattraktiv zu sein	2,35	3,13	2,50	2,61
Gedächtnis				
Konzentrationsschwierigkeiten	2,36	3,10	2,61	2,36
Schlechtes Gedächtnis	1,93	3,00	2,02	2,33

Dritte Studie zum Klimakterium

In Japan wurde eine dritte Studie mit einer geringeren Pycnogenol®-Dosis von täglich 60 mg über 12 Wochen durchgeführt. In dieser Studie erhielten 79 Frauen Pycnogenol®. Die Kontrollgruppe bestand aus 77 Frauen, die ein Placebo erhielten. (siehe 10.) Die Frauen im Alter zwischen 42 und 58 Jahren beantworteten zu Beginn der Studie und nach vier und zwölf Wochen einen Fragebogen zur Frauengesundheit. In der Pycnogenol®-Gruppe wurden alle klimakterischen Symptome und Anzeichen im Vergleich zum Ausgangswert gelindert. Die vasomotorischen Symptome wie Hitzewallungen gingen im Vergleich zum Placebo innerhalb von 4 bzw. 12 Wochen deutlich zurück. Die Frauen in der Pycnogenol®-Gruppe meldeten auch deutlich weniger Schlafstörungen. Das Symptom „Gefühl der Müdigkeit und Wertlosigkeit" erreichten erst nach 12 Wochen statistische Signifikanz. Einige Symptome waren statistisch nur grenzwertig signifikant, da der Placebo-Effekt besonders stark war.

Die Auswertung dieser Ergebnisse mithilfe des Kupperman-Index ergab insgesamt, dass die Einnahme von Pycnogenol® gegenüber dem Placebo von Vorteil war. Dieser Index fasst 15 klimakterische Symptome zusammen.

Klinische Schlussfolgerungen

Die Ergebnisse der drei Studien legen Pycnogenol® als Alternative zur Hormonersatztherapie nahe, bei der einige unerwünschte Nebenwirkungen auftreten. Pycnogenol® macht die Menopause für viele Frauen erträglicher: Sie haben weniger Symptome, schlafen besser, sind selbstbewusster und haben bessere Laune. Die Frauen vertrugen Pycnogenol® sehr gut.

Außerdem haben Experimente an Mäusen Hinweise dafür geliefert, dass Pycnogenol® auch die Osteoporose in den Wechseljahren abschwächen könnte. Mäuse, die keine weiblichen Hormone mehr produzieren konnten, wurden als Untersuchungsobjekte zur Osteoporose verwendet und erhielten Pycnogenol® mit dem Trinkwasser. Im Vergleich zur Kontrollgruppe ohne Pycnogenol® hatten die Mäuse, die Pycnogenol® erhielten, stärkere Knochen, einen niedrigeren Knochenumsatz, weniger starken Knochenabbau und eine dichtere Knochenstruktur. (siehe 11.) Diese Ergebnisse weisen darauf hin, dass Pycnogenol® eventuell auch zur Vermeidung von Osteoporose einsetzbar ist. Weitere Informationen zur Verbindung zwischen Pycnogenol® und der Knochengesundheit sind in Kapitel vier zu finden. Pycnogenol® kann als sinnvolle Option angesehen werden, besser durch die schwierige Zeit der Menopause zu kommen. Da Pycnogenol® auch die Endothelfunktion in den Arterien verbessert, kann auch das nach der Menopause erhöhte Herz-Kreislauf-Risiko vermindert werden. Somit kann Pycnogenol® Frauen in der Menopause auf vielfältige Art und Weise helfen.

Im nächsten Kapitel sehen wir uns die gesundheitlichen Vorteile an, die speziell für Männer von Bedeutung sind.

Quellenverzeichnis zu Kapitel elf

1. Kohama T, Suzuki N. The treatment of gynaecological disorders with Pycnogenol®. Eur Bull Drug Res 7: 30–32, 1999

2. Kohama T, Suzuki N, Ohno S, Inoue M. Analgesic efficacy of French maritime pine bark extract in dysmenorrhea. An open clinical trial. J Reprod Med 49: 828–832, 2004

3. Suzuki N, Uebaba K, Kohama T, et al. French Maritime Pine Bark Extract significantly lowers the requirement for analgesic medication in dysmenorrhea. A multicenter, randomized, double-blind, placebo-controlled study. J Reprod Med 53: 338–346, 2008

4. Kohama T, Herai K, Inoue M. Effect of French Maritime Pine Bark Extract on endometriosis as compared with Leuprorelin acetate. J Reprod Med 52: 703–708, 2007

5. Maia H, Haddad C, Casoy J. Combining oral contraceptives with a natural nuclear factor-kappa B inhibitor for the treatment of endometriosis-related pain. Int J Women's Health 6: 35–39, 2014

6. Maia H, Haddad C, Pinheiro N, Casoy J. The Effect of oral contraceptives combined with Pycnogenol® (Pinus Pinaster) on aromatase and VEGF expression in the eutopic endometrium of endometriosis patients. Gynecol Obstet (Sunnyvale) 4:203, 2014 – doi: 10.4172/2161–0932.1000203

7. Kohama T. Nutritional supplements in clinical practice. Progr Med 24: 1503–1510, 2004

8. Yang HM, Liao MF, Zhu SY, et al. A randomized, double-blind, placebo-controlled trial on the effect of Pycnogenol® on the climacteric syndrome in peri-menopausal women. Acta Obstet Gynecol Scand 86: 978–985, 2007

9. Errichi S, Bottari A, Belcaro G, et al. Supplementation with Pycnogenol® improves signs and symptoms of menopausal transition. Panminerva Med 53: 65–70, 2011

10. Kohama T, Negami M. Effect of low-dose French maritime pine bark extract on climacteric syndrome in 170 perimenopausal women. J Reprod Med 58: 39–46, 2013

11. Mei L, Mochizuki M, Hasegawa N. Protective effect of Pycnogenol® on ovariectomy-induced bone-loss in rats. Phytother Res 26: 153–155, 2012

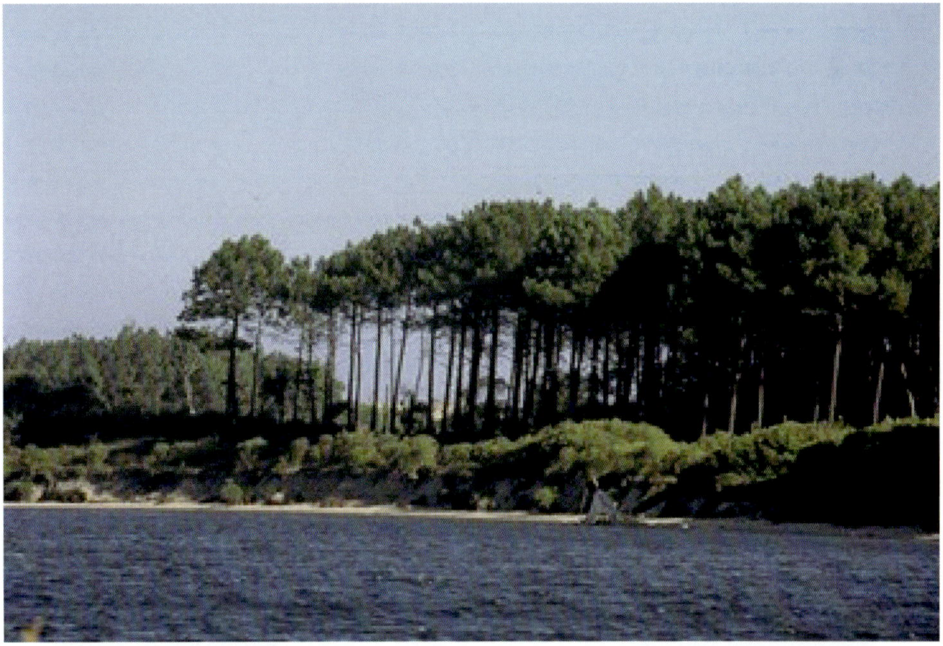

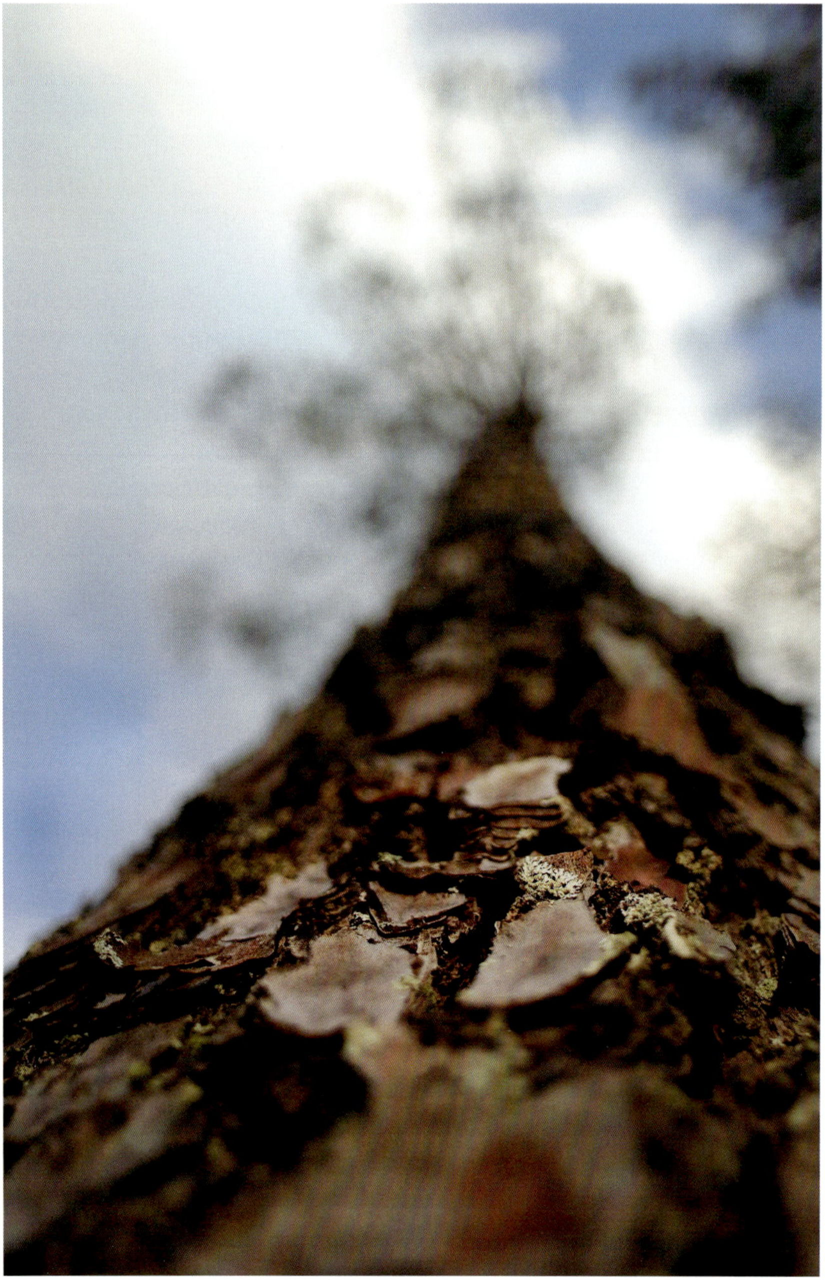

Kapitel zwölf | Pycnogenol® für Männer

Es wäre den männlichen Lesern gegenüber nicht fair, wenn wir die gesundheitlichen Vorteile verschweigen würden, die neben den für beide Geschlechter zutreffenden Vorzügen speziell auf Männer zutreffen. Diese Vorteile betreffen allerdings vor allem die Gesundheit der Spermien (welche natürlich auch für Frauen von großem Interesse sein kann), die erektile Funktion und die sportliche Leistungsfähigkeit (welche ebenfalls für Frauen interessant ist, aber Männern häufig sehr wichtig ist).

Verbesserung der Spermienqualität durch Pycnogenol®

Schätzungen zufolge sind 60 % aller Paare, deren Kinderwunsch nicht in Erfüllung geht, unfruchtbar, weil ein oder mehrere Spermaparameter nicht normal sind. Da es einige Hinweise darauf gibt, dass freie Radikale Schäden an Spermien verursachen könnten, war es nur logisch, zu versuchen, die Unfruchtbarkeit mit einem starken Mittel gegen freie Radikale zu bekämpfen. Ein amerikanischer Spezialist für reproduktive Endokrinologie testete die Wirkung von Pycnogenol® an 18 Männern mit anormalen Spermien.

Im Anschluss an einen Zeitraum von 90 Tagen, in dem die Patienten täglich 200 mg Pycnogenol® einnahmen, normalisierte sich die Form der Spermien bei 38 % der Männer. (siehe 1.) Die Bindung der Spermien an die simulierte Oberfläche einer menschlichen Eizelle verbesserte sich um 19 %.

Die Erhöhung der Anzahl normal funktionierender Spermien kann Männern helfen, die verminderte Zeugungsfähigkeit überwinden.

Erektile Funktion und Prelox®

Die normale erektile Funktion hängt stark von der Verfügbarkeit von Stickstoffmonoxid (NO) ab. Die penile Erektion wird durch die Entspannung der glatten

Muskulatur ermöglicht, welche durch NO ausgelöst wird. Männer, deren NO-Produktion im niedrigen normalen Bereich liegt, können die NO-Produktion mithilfe von Pycnogenol® in den optimaleren Normalbereich bewegen. Diese Nahrungsergänzung ist weniger wirksam als Arzneimittel gegen erektile Dysfunktion, könnte aber dennoch vielen Männern helfen.

2003 gaben Ärzte im bulgarischen Fortpflanzungslabor SBALAG in Sofia Pycnogenol® als Nahrungsergänzungsmittel, da es die Stickstoffmonoxid-Produktion über das Enzym Stickstoffmonoxid-Synthase anregt. Gleichzeitig verabreichten sie die Aminosäure L-Arginin als Nahrungsergänzungsmittel, da dieses als Substrat für das Enzym dient. An der Studie nahmen 40 Männer im Alter zwischen 25 und 45 Jahren teil, die keine organisch bedingte erektile Dysfunktion hatten. Über den Studienzeitraum von 3 Monaten nahmen die Freiwilligen täglich 1,7 g L-Arginin in Form von L-Arginylaspartat ein. Im zweiten Monat erhielten die Patienten zusätzlich zweimal täglich 40 mg Pycnogenol®, und im dritten Monat wurde die Tagesdosis auf dreimal 40 mg Pycnogenol® erhöht. (siehe 2.)

Nach einem Monat mit L-Arginin hatten lediglich zwei Patienten (5 %) eine normale Erektion. Die Behandlung mit der Kombination aus L-Arginin und Pycnogenol® im Folgemonat erhöhte dagegen die Anzahl der Männer mit normaler Sexualfunktion auf 80 %. Nach dem dritten Behandlungsmonat hatten 92,5 % der Männer normale Erektionen. Das Fazit der Forscher lautete: „die orale Gabe von L-Arginin in Kombination mit Pycnogenol® führt zu einer signifikanten Verbesserung der Sexualfunktion von Männern mit erektiler Dysfunktion, wobei keine Nebenwirkungen auftraten."

2010 wurde an der italienischen Gabriele D'Annunzio-Universität in Chieti-Pescara eine 6-monatige, placebokontrollierte Doppelblindstudie vorgenommen, um die Wirkung der Kombination aus von Pycnogenol® und L-Argininaspartat an 124 Patienten mit moderater erektiler Dysfunktion (im Alter zwischen 30 und 50 Jahren) zu überprüfen. (siehe 3.)

In dieser 6-monatigen Studie wurde die Wirkung der Kombination aus Pycnogenol® und L-Arginylaspartat (Prelox®) an 124 Patienten mit moderater erektiler Dysfunktion (im Alter zwischen 30 und 50 Jahren) überprüft. Zur Quantifizierung der Veränderungen der Sexualfunktion wurde der International Index of Erectile Function (IIEF) verwendet.

Die erektile Funktion verbesserte such laut IIEF durch die Kombination aus Pycnogenol® und L-Argininaspartat von einem durchschnittlichen Ausgangswert von 15,2 innerhalb von drei Monaten auf 25,2 und nach sechs Monaten auf 27,1. In der Placebo-Gruppe verbesserte sich der Wert von einem Ausgangswert von 15,1 nach drei Monaten auf 19,1 und nach sechs Monaten auf 19,0. Die Wirkung der Ergänzungstherapie waren im Vergleich zur Placebo-Therapie statistisch signifikant. Der mittlere Testosteronspiegel im Plasma hatte sich nach sechs Monaten mit der Ergänzung erheblich von 15,9 auf 18,9 nmol/l erhöht. Im Vergleich dazu erhöhte sich der Wert in der Placebo-Gruppe im gleichen Zeitraum nur von 16,9 auf 17,3 nmol/l. Die Qualität des Spermas wurde durch diese Kombination ebenfalls ganz erheblich verbessert.

2012 wurde im japanischen Osaka eine klinische Studie an Freiwilligen mit leichter bis mittlerer erektiler Dysfunktion durchgeführt, um die Effektivität der Kombination aus Pycnogenol® und der Aminosäure L-Arginin zu messen. (siehe 4.)

Im Rahmen dieser placebokontrollierten Doppelblindstudie wurden die Probanden angewiesen, über 8 Wochen täglich einen Nahrungszusatz zu nehmen, der 60 mg Pycnogenol®, 690 mg L-Arginin und 552 mg Asparaginsäure oder als Placebo keinerlei Wirkstoffe enthielt. Die Ergebnisse wurden mithilfe der fünf Fragen zur erektilen Funktion des verkürzten International Index of Erectile Function (IIEF-5) bewertet. Außerdem wurden die Blutchemie, der Urin und der Testosterongehalt im Speichel untersucht. Die achtwöchige Einnahme der Nahrungsergänzung verbesserte die Gesamtbewertung des IIEF-5. Besonders die Punkte „Härte der Erektion“ und die „Zufriedenheit mit dem Geschlechtsverkehr“ verbesserten sich deutlich. Bei der Gruppe, die die Nahrungsergänzung erhielt, wurden die Verringerung des Blutdrucks, des Aspartat-Aminotransferase-Wertes und des γ-Glutamyltranspeptidase-Wertes, sowie ein leicht erhöhter Testosteronspiegel im Speichel festgestellt. Im Rahmen der Studie wurden keine Nebenwirkungen festgestellt. Die Forscher kamen zum folgenden Schluss: „Die Kombination aus Pycnogenol® und L-Arginin

Was ist Prelox®?
Prelox® ist eine patentierte Kombination aus zwei wirksamen Inhaltsstoffen, die klinischen Untersuchungen zufolge die Fähigkeit von Männern erhöhen, eine Erektion zu erreichen und zu erhalten: Pycnogenol® und L-Arginin. Stickstoffmonoxid (NO) spielt bei der Weitung von Blutgefäßen eine wichtige Rolle. Ein gesunder Blutfluss in den Genitalbereich ist ein Schlüsselfaktor, um sexuelle Befriedigung zu erreichen. Prelox® ist eine urheberrechtlich geschützte Mischung, deren Wirksamkeit zur Erhöhung der NO-Produktion in verschiedenen klinischen Studien nachgewiesen wurde. Diese Kombination hat einen hervorragend synergistischen Effekt auf den Blutfluss in die Gefäße. Prelox® stimuliert die Durchblutung, schützt die Gefäße vor den Schäden, die durch die normalen Alterungsprozesse entstehen können, und erhöht das Reaktionsvermögen, das sexuelle Stamina und die Lust. Prelox® wird weltweit unter der Lizenz von Horphag durch ausgewählte Vertriebspartner vermarktet. Prelox® ist durch das US-Patent 6.565,851 sowie weitere internationale Patente geschützt.

als Nahrungsergänzungsmittel ist für japanische Patienten mit leichter bis mittlerer erektiler Dysfunktion ein wirksames und sicheres Hilfsmittel."

Quellenverzeichnis zu Kapitel zwölf

1. Roseff SJ. Improvement in sperm quality and function with French maritime pine tree extract. J Reprod Med 47: 821–824, 2002

2. Stanislavov R, Nikolova, V. Treatment of erectile dysfunction with Pycnogenol® and L-arginine. J Sex Marital Ther 29:207–13, 2003

3. Ledda A, Belcaro G, Cesarone MR, et al. Investigation of a complex plant extract for mild to moderate erectile dysfunction in a randomized, double-blind, placebo-controlled, parallel-arm study. BJU Int 106:1030–1033, 2010

4. Aoki H, Nagao J, Ueda T, et al. Clinical Assessment of a Supplement of Pycnogenol® and L-arginine in Japanese Patients with Mild to Moderate Erectile Dysfunction. Phytother Res 26: 204–207, 2012

Kapitel dreizehn | Psychische Gesundheit bei Kindern

Genau wie Pycnogenol® die Gesundheit von Erwachsenen unterstützt, kann das Nahrungsergänzungsmittel auch Kindern gesunde Nährstoffe liefern, die in der normalen Ernährung nicht ausreichend enthalten sind. Auch bei Kindern können Entzündungen und oxidativer Stress mithilfe von Pycnogenol® im normalen Bereich gehalten werden. Kindern zwischen fünf und vierzehn Jahren wird zur Förderung der Gesundheit eine tägliche Dosis von 1 mg/kg verabreicht. Für einige, beispielsweise für Kinder mit Allergien oder hyperaktive Kinder, kann auch eine höhere Pycnogenol®-Dosis förderlich sein. In diesem Kapitel erörtern wir Aufmerksamkeitsstörungen bei Kindern, die Informationen sind aber auch auf Erwachsene anwendbar.

Pycnogenol® und Aufmerksamkeitsdefizit-/ Hyperaktivitätsstörungen (bei Kindern und Erwachsenen)

Aufmerksamkeitsstörungen und Aufmerksamkeitsdefizit-/Hyperaktivitätsstörungen (ADHS) sind eine Gruppe von Verhaltensstörungen, die früher als „Hyperaktivität" bezeichnet wurden. Sie sind durch impulsive Verhaltensweisen, die Unfähigkeit, sich auf eine Aufgabe zu konzentrieren und/oder Hyperaktivität gekennzeichnet. Die Information, dass Pycnogenol® als Nahrungsergänzung auch bei diesen Erkrankungen helfen kann, war auch für uns eine Überraschung.

Bei Aufmerksamkeitsstörungen können sich die Patienten nicht auf eine Aufgabe konzentrieren, sie sind impulsiv und/oder hyperaktiv. Aufmerksamkeitsstörungen umfassen wesentlich mehr als die überhöhte körperliche Aktivität bei Hyperaktivität: sie umfassen auch Verhaltens- und geistige Störungen, die das Lernen und die Leistung mindern, obwohl die Patienten intellektuell zu gutem Lernen und guten Leistungen in der Lage wären.

Rund fünf bis zehn Prozent aller Kinder im Schulalter in den USA haben Aufmerksamkeitsstörungen. Diese sind der Grund für rund die Hälfte aller Überweisungen von Kindern an Diagnosezentren. Jungen sind zehnmal häufiger von Aufmerksamkeitsstörungen betroffen als Mädchen.

Die Ursache von Aufmerksamkeitsstörungen ist nicht bekannt, doch mithilfe von CT- MRT- und EEG-Untersuchungen wurden strukturelle Anomalien ausgeschlossen. Die wahrscheinlichste Ursache sind Anomalien der Ausschüttung von Neurotransmittern, eventuell in Kombination mit einer reduzierten Aktivität oder Stimulation des oberen Hirnstamms und des vorderen Mittelhirns. Auch Toxine, Umweltprobleme oder neurologische Unreife könnten beteiligt sein.

Die American Psychiatric Association hat 14 Anzeichen aufgelistet, von denen mindestens acht vorhanden sein müssen, um offiziell eine Aufmerksamkeitsstörung zu diagnostizieren. Dabei handelt es sich um die folgenden Anzeichen:

(1) zappelt häufig mit Händen oder Füßen oder ist unruhig beim Sitzen,
(2) hat Schwierigkeiten, sitzen zu bleiben, wenn dies gefordert wird,
(3) ist leicht durch externe Reize ablenkbar,
(4) hat Schwierigkeiten, bei Spielen oder Gruppenaktivitäten auf den eigenen Zug zu warten,
(5) beantwortet Fragen häufig, bevor die Frage vollständig ausgesprochen wurde,
(6) hat Schwierigkeiten beim Befolgen von Anweisungen,
(7) hat Schwierigkeiten, beim Spielen oder bei Aufgaben konzentriert zu bleiben,
(8) wechselt häufig von einer unerledigten Aufgabe zur nächsten,
(9) hat Schwierigkeiten, leise zu spielen,
(10) spricht häufig übermäßig viel,
(11) unterbricht oder stört häufig andere,
(12) scheint meist nicht zuzuhören, wenn etwas gesagt wird,
(13) verliert häufig Gegenstände, die zur Erfüllung von Aufgaben oder für Aktivitäten notwendig sind,

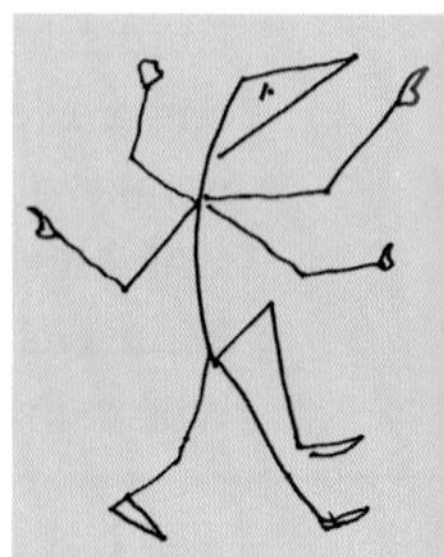

(14) lässt sich häufig auf körperlich gefährliche Aktivitäten ein, ohne die möglichen Konsequenzen zu bedenken.

Verschiedene Kombinationen aus Unaufmerksamkeit oder Impulsivität oder Hyperaktivität bilden verschiedene Untergruppen der Aufmerksamkeitsstörungen. Dabei ist zu beachten, dass Aufmerksamkeitsstörungen **keine** Entwicklungsstörung darstellen, auch wenn das Lernen unter diesen Umständen schwerfällt.

Nicht nur Kinder

Üblicherweise beginnen Aufmerksamkeitsstörungen im Alter zwischen vier und sieben Jahren. In den meisten Fällen wird zwischen dem achten und dem zehnten Lebensjahr ärztliche Hilfe gesucht. Auch Jugendliche und Erwachsene leiden jedoch auch unter Aufmerksamkeitsstörungen. Der Prozentsatz der Kinder mit Aufmerksamkeitsstörungen, die auch im Erwachsenenalter an Aufmerksamkeitsstörungen leiden, schwankt schätzungsweise zwischen dreißig und siebzig Prozent. Bei Erwachsenen entstehen Aufmerksamkeitsstörungen selten im Erwachsenenalter; meist handelt es sich um eine abklingende Erkrankung aus der Kindheit. Die physische Hyperaktivität nimmt mit dem Alter ab, doch auch im Erwachsenenalter bleiben die Unaufmerksamkeit und die Neigung zur Impulsivität bei diesen Personen bestehen. Bei Jugendlichen und Erwachsenen führen diese Symptome meist zu akademischen Schwierigkeiten, geringem Selbstvertrauen und zu Schwierigkeiten beim Erlernen der angemessenen sozialen Verhaltensweisen. Sie leiden häufig an Persönlichkeitsstörungen, unsozialen Verhaltensweisen und einer kurzen Aufmerksamkeitsspanne, sind impulsiv und unruhig und haben mangelhafte soziale Fähigkeiten.

Probleme bei der konventionellen Behandlung

Die konventionelle Behandlung erfolgt durch die Stimulation des zentralen Nervensystems, zum Beispiel durch Amphetamine. Ritalin (Methylphenidat oder Methylphenidatihydrochlorid) wird häufig verschrieben. So gehen rund fünf bis zehn Prozent unserer Kinder unter Medikamenteneinfluss zur Schule. Laut dem

Merck-Index sind häufige Nebenwirkungen von Ritalin Schlafstörungen (z. B. Schlaflosigkeit), Depression und Traurigkeit, Kopfschmerzen, Bauchschmerzen, Appetitlosigkeit, erhöhter Blutdruck, Lernschwierigkeiten, Verhaltensänderungen und Wachstumsstörungen.

Ein interessanter Brief

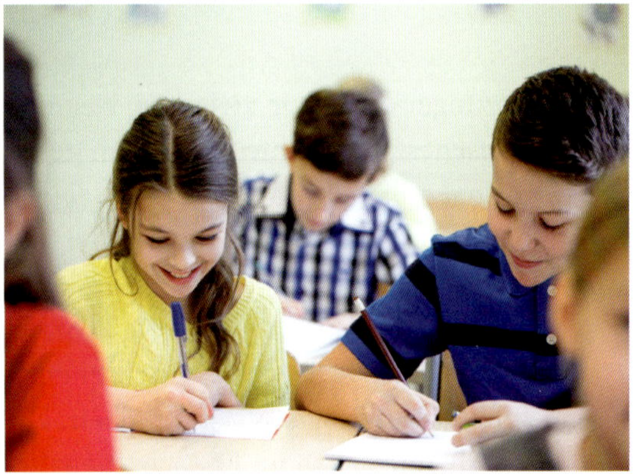

Im Februar 1995 erhielt Dr. Passwater einen Brief von einer Grundschullehrerin aus Valdosta in Georgia, die zu diesem Zeitpunkt fünf Kinder hatte. Eine Tochter hatte eine Aufmerksamkeitsstörung. Als Lehrerin wusste sie, was normales Verhalten im Klassenzimmer ist. Die Mutter schrieb, dass sie ihrer Tochter Pycnogenol® gegeben habe und dass diese nun kein Ritalin mehr brauche. Sie wollte wissen, welche Dosen sicher seien und bat um weitere Informationen zu Aufmerksamkeitsstörungen und Pycnogenol®. Zu dieser Zeit konnte ihr Dr. Passwater nichts Besonderes zu Aufmerksamkeitsstörungen und Pycnogenol® mitteilen.

Im April 1995 erhielt Dr. Passwater einen Anruf von einem Freund aus St. Louis, Myles Lipton, der ihn ebenfalls nach Informationen zu Aufmerksamkeitsstörungen und Pycnogenol® fragte. Mr. Lipton hatte einige Bekannte in einer Selbsthilfegruppe für Aufmerksamkeitsstörungen, und deren Situation hatte sich deutlich verbessert.

Wir haben bereits mehrfach erwähnt, dass wir häufig Berichte von Menschen bekommen, denen Pycnogenol® auf eine bestimmte Weise geholfen hat, aber diese „Einzelfallstudien“ sind wissenschaftlich nicht viel wert. Doch irgendwann wird man neugierig.

Zu diesem Zeitpunkt waren Selbsthilfegruppen für Menschen mit Aufmerksamkeitsstörungen eine Seltenheit. Patienten mit Aufmerksamkeitsstörungen treffen sich ungern mit anderen Menschen, und solche Treffen sind schwer abzuhalten. Da Mr. Lipton einige der Gruppenmitglieder kannte und den Unterschied zwischen Vorher und Nachher beurteilen konnte, bat Dr. Passwater ihn, einige objektive Daten zu sammeln. Mr. Lipton stellte einen Fragebogen zusammen und kontaktierte einige Gruppenmitglieder. Hier folgen einige Auszüge.

Studienauszüge

Im April 1995 wurden beim Treffen der Selbsthilfegruppe für Aufmerksamkeitsstörungen Interviews durchgeführt. Dan H., ein dreißigjähriger Teilnehmer, hatte immer Konzentrationsschwierigkeiten und war kein guter Schüler. Er war immer sehr unruhig. Auf die Frage, warum er Pycnogenol® einnahm, antwortete er: „Ich nehme seit drei Monaten an den Treffen zu Aufmerksamkeitsstörungen teil, und viele der anderen Mitglieder beschwerten sich über die Nebenwirkungen der verschiedenen Medikamente, die ihre Ärzte ihnen verschrieben hatten. Ich wollte diese Medikamente nicht nehmen. Ich redete auf der Arbeit mit jemandem, der mir die Aufnahme einer Vorlesung von Dr. Lamar Rosquist gab. Ich hörte mir die Vorlesung an. Es gab einen kurzen Abschnitt, in dem Dr. Rosquist erwähnte, dass Pycnogenol® einem kleinen Mädchen mit einer Aufmerksamkeitsstörung geholfen hatte."

Dan begann, Pycnogenol® zu nehmen. Am ersten Tag nahm er 300 mg, danach nahm er täglich 150 mg ein. Innerhalb weniger Tage bemerkte er, dass er klarer denken konnte. Seine Denkfähigkeit nahm über eine Woche ständig zu und blieb dann gleich. Er war früher hyperaktiv und wurde nun ruhiger und aufmerksamer gegenüber seiner Umwelt. Er berichtete auch, dass er weniger deprimiert und ängstlich war.

Er sagte: „Ich habe mich in den letzten zwei Monaten so gut gefühlt wie noch nie. Ich werde schlechte Gewohnheiten los; vor allem schiebe ich Dinge, die ich erledigen muss, nicht mehr so lange auf. Ich kann anderen besser zuhören, wenn sie mit mir reden und ich lasse mich nicht so leicht ablenken."

Jill

Jill G. ist eine 36-jährige Teilnehmerin. Sie hatte eine kurze Aufmerksamkeitsspanne, war zappelig, ungeduldig und sehr gut darin, Dinge vor sich her zu schieben.

Auf die Frage, warum sie begann, Pycnogenol® zu nehmen, antwortete sie: „Dan, ein Mitgleid unserer Gruppe, kam zu einem Treffen und schien sehr anders als sonst. Er konnte sonst nie stillsitzen, unterbrach ständig die anderen und seine Augen schienen immer aus den Höhlen springen zu wollen. Dieses mal saß er still und hörte den anderen aufmerksam zu. Auch seine Augen wirkten normal. Ich fragte ihn, was los war und er sagte mir, dass er täglich 150 Milligramm Pycnogenol® nahm."

Daraufhin nahm auch Jill 150 Milligramm Pycnogenol® pro Tag. Sie bemerkte innerhalb von rund zwei Wochen merkliche Besserung. Zunächst verbesserte sich ihre Darmfunktion deutlich. [Das Medikament Zoloft kann zu Verstopfung führen, und sie hatte weniger davon genommen.] Sie bemerkte auch, dass die dunklen Ringe unter ihren Augen deutlich zurückgingen. Sie wirkte motivierter und schob Dinge nicht mehr so lange vor sich her.

Jill bemerkte weiterhin: „Ich nahm das Antidepressivum Zoloft und konnte es unter Ärztlicher Überwachung absetzen. Ich habe auch bei meinem Mann Jeff, der ebenfalls an einer Aufmerksamkeitsstörung leidet, große Verbesserungen bemerkt und er ist wesentlich selbstbewusster, seit er Pycnogenol® nimmt."

Jeff

Jeff G. (Jills Mann) ist 35 Jahre alt. Er war immer schon kompulsiv, hatte große Konzentrationsschwierigkeiten und verlor viele Dinge.

Auf die Frage, warum Jeff Pycnogenol® nehme, antwortete dieser: „Wegen der enormen positiven Veränderungen, die ich an Dan H., einem Mitglied unserer Gruppe, beobachtet hatte."

Jeff nahm 180 mg Pycnogenol® pro Tag, als auch seine Frau mit der Einnahme von Pycnogenol® begann. Er bemerkte nach rund drei Stunden deutliche Verbesserungen! Er ging in die Bar, in die er öfter geht. Bisher hatte er sich dort immer unwohl gefühlt. Doch drei Stunden, nachdem er Pycnogenol® genommen hatte, fühlte er sich entspannter. Mit der Zeit kamen weitere Verbesserungen hinzu. Er wurde weniger ängstlich, hatte mehr Energie und war ruhiger. Er hatte auch bessere Beziehungen zu seinen Arbeitskollegen.

Jeff fügte hinzu: „Ich hatte andere Medikamente genommen, die die Nebenwirkung hatten, meine Nervosität zu erhöhen, und Pycnogenol® hat es mir ermöglicht, die Dosis dieser Medikamente zu reduzieren. Dadurch fühle ich mich insgesamt besser."

David

Der dreiunddreißigjährige David L. war während der gesamten Schulzeit hyperaktiv. Außerdem litt er an Konzentrationsschwierigkeiten. Kurze Zeit, nachdem er die Veränderungen an Dan bemerkte, begann David, 75 Milligramm Pycnogenol® zu nehmen. David bemerkte nach einer Woche die ersten Verbesserungen. Er war weniger ängstlich und fühlte sich ruhiger. Er konnte auch klarer denken.

Auf die Frage, ob er noch etwas hinzuzufügen hätte, antwortete David: „Nur, dass ich mich wirklich besser fühle, seit ich Pycnogenol® nehme, und dass ich hoffe, dass es weiterhin so positiv wirkt."

Laura

Verlassen wir nun die Selbsthilfegruppe für Aufmerksamkeitsstörungen und kehren wir zur Tochter der georgischen Lehrerin zurück. Laura D. war zu diesem Zeitpunkt 12 Jahre alt. Bei ihr wurden ADHS und oppositionelles, aufsässiges Verhalten diagnostiziert. Sie nahm täglich 70 Milligramm Ritalin und 50 Milligramm Imipramin (Tofranil). Innerhalb von 30 Tagen nach dem Beginn der Behandlung aus einer

Kombination aus Pycnogenol® und einem Antioxidantienpräparat bemerkten ihre Eltern, dass sich sowohl ihr Verhalten als auch ihre Aufmerksamkeit mehr verbesserten als durch die verschreibungspflichtigen Medikamente. Außerdem verbesserten sich auch ihr Appetit und ihre Persönlichkeit.

Beth D., Lauras Mutter, erklärte Dr. Passwater: „Als Mutter würde ich niemals wieder auf das verschreibungspflichtige Ritalin zurückgreifen. Als Mutter von fünf Kindern und als Grundschullehrerin mit 17 Jahren Diensterfahrung habe ich viel Erfahrung mit der Arbeit bei Kindern mit Aufmerksamkeitsstörungen/ADHS. Die meisten dieser Kinder nehmen diverse verschreibungspflichtige Medikamente; die meisten nehmen Ritalin in verschiedenen Dosierungen. Anscheinend ist die Verwendung von verschreibungspflichtigen Medikamenten bei diesen Erkrankungen so üblich geworden, dass diese inzwischen zu häufig verschrieben werden. Es ist noch unklar, welche langfristigen Nebenwirkungen und Probleme die Einnahme dieser Medikamente verursacht. Die Möglichkeit, die gleichen positiven Ergebnisse mit einem Nahrungsergänzungsmittel zu erreichen, muss weiter verfolgt werden."

Dr. Passwater erwähnte die kleine Studie von Mr. Lipton im Rahmen seiner Präsentation auf dem zweiten internationalen Symposium zu Pycnogenol® im Mai 1995 im französischen Biarritz.

Im August 1995 erhielt Dr. Passwater einen Brief von der Psychologin, die die Selbsthilfegruppe für Aufmerksamkeitsstörungen leitete: Dr. Julie Pauli. Sie litt selbst an einer Aufmerksamkeitsstörung. Und auch sie hatte positive Erfahrungen mit Pycnogenol® gesammelt. Sie selbst konnte sich besser konzentrieren, brauchte weniger Koffein, nahm weniger Antidepressiva und ihr „Innenleben" war besser organisiert. Auch ihre emotionale Reaktivität war weniger ausgeprägt. Sie erzählte, dass auch ein anderer Psychologe, Dr. Stephen Tennebaum, ähnliche Ergebnisse erzielt hatte.

Sie fragte, ob Pycnogenol® als Begleittherapie bei Aufmerksamkeitsstörungen erforscht worden war und schlug vor, solche Studien durchzuführen, falls dies noch nicht geschehen war. Dr. Passwater schlug ihr vor, sich an Professor Rohdewald zu wenden.

Professor Rohdewald schlug den beiden Psychologen vor, ihre Erfahrungen mit Pycnogenol® und ADHS zu präsentieren. Professor Rohdewald bemerkte, dass beide Sprecher Probleme hatten, ihre Ergebnisse vorzustellen, da beide an ADHS litten. Die Präsentation war jedoch trotz dieser Schwierigkeit gut organisiert und lehrreich.

Eine ergebnislose Studie

Professor Rohdewald wollte grundlegendere Informationen zu Pycnogenol® und ADHS sammeln. Er schlug daher eine klinische Doppelblindstudie unter der Leitung der beiden Psychologen vor, bei der Pycnogenol®, ein Placebo und Ritalin miteinander vergleichen werden sollten. Das Ergebnis dieser Studie zeigte aber keinen Unterschied zwischen dem Placebo und Ritalin, keinen Unterschied zwischen Pycnogenol® und Ritalin und auch keinen Unterschied zwischen dem Placebo und Pycnogenol®. Da die Studie nicht zwischen dem zweifellos wirksamen Medikament Ritalin und dem zweifellos unwirksamen Placebo unterscheiden konnte, war sie erfolglos. Die Studie konnte statistisch keinen Unterschied zwischen wirksamen Medikamenten und unwirksamen Placebos feststellen, sodass keinerlei Schlussfolgerungen möglich waren.

Weitere positive Nachrichten aus den USA

1999 gab es wieder positive Nachrichten aus den USA. Eine Ärztin empfahl in einer Broschüre Pycnogenol® zur Behandlung von ADHS. Dabei stützte sie sich auf ihre eigenen positiven Erfahrungen mit Kindern. (siehe 1.) Ein weiterer Arzt berichtete vom Ergebnis eines klassischen Tests: Ein Junge mit ADHS bekam zusätzlich zum verschreibungspflichtigen Medikament Pycnogenol®. Nach 2 Wochen bemerkten seine Eltern, dass die Symptome gelindert wurden. Die Einnahme von Pycnogenol® wurde dann unterbrochen, um die Wirkung des Arzneimittels in Kombination mit Pycnogenol® mit der Wirkung des Arzneimittels in Einzeltherapie zu vergleichen. Innerhalb von 2 Wochen nachdem Pycnogenol® abgesetzt wurde, wurde der Junge hyperaktiver und impulsiv, was sich durch schlechte Leistungen und Prügeleien in der Schule bemerkbar machte. 3 Wochen, nachdem die Therapie mit Pycnogenol® wieder aufgenommen wurde, verringerten sich die Symptome wieder. (siehe 2.)

Eine japanische Studie

Ein Jahr später berichtete ein Neurologe in einer japanischen Zeitung, dass 40 Kinder mit ADHS bessere schulische Leistungen zeigten, wenn man ihnen ergänzend Pycnogenol® verabreichte. Die Erfolgsrate lag bei 70 %. (siehe 3.) Diese Untersuchung wurde von niemandem gesponsert, und wir fragten uns, warum der Doktor diese Studie unternommen hatte. Die Antwort war erstaunlich. Da Pycnogenol® ihm und seiner Frau sehr gegen die Schmerzen bei Schultersteife geholfen hatte, wollte er mehr über Pycnogenol® erfahren. So begann er, Literatur zu Pycnogenol® zu sammeln. Er fand die Berichte zu Aufmerksamkeitsstörungen aus den USA und wollte herausfinden, ob dies auch bei japanischen Kindern funktionieren würde. Leider war er weder bereit, seine Ergebnisse in einer Fachzeitschrift zu veröffentlichen, noch eine neue, kontrollierte Studie durchzuführen.

All diese Berichte waren der Grund, weshalb Professor Rohdewald eine neue, kontrollierte klinische Studie ins Leben rief.

Der klinische Nachweis für den Nutzen für Kinder mit ADHS

Die Studie mit 61 teilnehmenden Kindern wurde in einer Universitätsklinik in Bratislava an der Abteilung für Kinderpsychiatrie durchgeführt. Die Doppelblindstudie wurde 2006 veröffentlicht (siehe 4.) und zeigte, dass 1 mg/kg Pycnogenol® pro Tag die Hyperaktivität besser regulierte und die Aufmerksamkeit und Koordination bei Kindern mit ADHS stärker verbesserte als ein Placebo. Lehrer und Eltern bewerteten die Symptome.

Interessanterweise bemerkten einige Eltern im Laufe der Studie, dass ihre Kinder keinerlei Fortschritte machten, während andere sich besser und besser benahmen. Die betroffenen Eltern vermuteten, dass ihr Kind folglich das Placebo-Präparat erhielt, und sie beschuldigten den Studienleiter ihr Kind mit unwirksamen Medikamenten zu behandeln. Aus diesem ethischen Grund wurde diese Doppelblindstudie einige Wochen vor dem geplanten Ende abgebrochen. Das Ergebnis der abgebrochenen Studie belegte jedoch trotzdem, dass Pycnogenol® das Verhalten entscheidend verbesserte. Nun konnten auch die Kinder, die vorher ein Placebo-Präparat erhalten hatten, Pycnogenol® nehmen, ohne auf das geplante Ende der Studie zu warten.

Neben der eindeutigen Linderung der ADHS-Symptome ergab die Untersuchung der biochemischen Marker im Rahmen dieser Studie, dass Kinder mit ADHS mehr Stresshormone produzieren (siehe 5.), unter größerem oxidativem Stress leiden und dass dieser oxidative Stress letztendlich die DNA dieser Kinder beschädigt. (siehe 6.) Diese Auswirkungen von ADHS wurden durch die Behandlung mit Pycnogenol® deutlich reduziert.

Die Daten belegen, dass Pycnogenol® den Patienten hilft, die Symptome von ADHS besser zu bewältigen. Es wird vermutet, dass Pycnogenol® seine Wirkung entweder durch die Hemmung der Produktion von Stresshormonen oder über die Störung des Neurotransmittersystems entfaltet. Der genaue Wirkmechanismus gegen ADHS konnte nicht eindeutig geklärt werden.

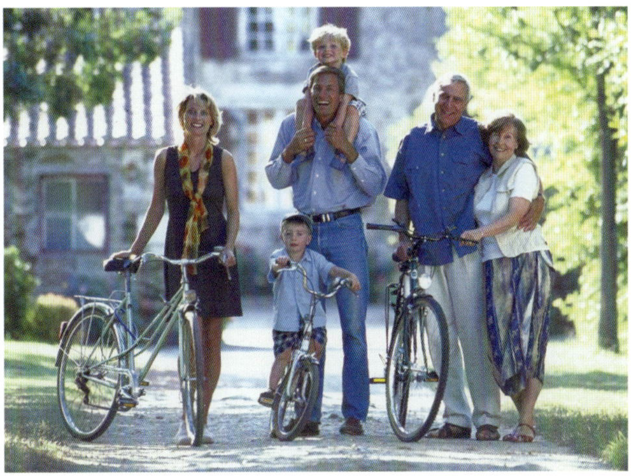

Auf Grundlage aller Erfahrungsberichte, Einzelfälle und wissenschaftlichen Studien lässt sich ableiten, dass Pycnogenol® als natürliche Nahrungsergänzung bei der Therapie mit dem Stimulans Ritalin oder auch als Alternative zu dieser medikamentösen Therapie in Frage kommt.

Quellenverzeichnis zu Kapitel dreizehn

1. Hanley JL. Attention Deficit Disorder. Impact Communications Inc., Green Bay, WI, USA, 17–19, 1999

2. Heimann SW. Pycnogenol® for ADHD? J Am Acad Child Adolesc Psychiatry 38: 357–358, 1999

3. Masao H. Pycnogenol®'s therapeutic effect in improving ADHD symptoms in children. Mainichi Shimbun, 2000, Oct. 21

4. Trebaticka J, Kopasova S, Hradecna Z, et al. Treatment of ADHD with French maritime pine bark extract, Pycnogenol®. Eur Child Adolesc Psychiatry 15: 329–335, 2006

5 Chovanova Z, Muchova J, Sivonova M et al. Effect of a polyphenolic extract, Pycnogenol®, on the level of 8-oxoguanin in children suffering from ADHD. Free Radic Res 40: 1003–1010, 2006

6 Dvorakova M, Jezova D, Blazicek P, et al. Urinary catecholamines in children with ADHD, modulation by a polyphenolic extract from pine bark (Pycnogenol®). Nutr Neurosci 10: 151–157, 2007

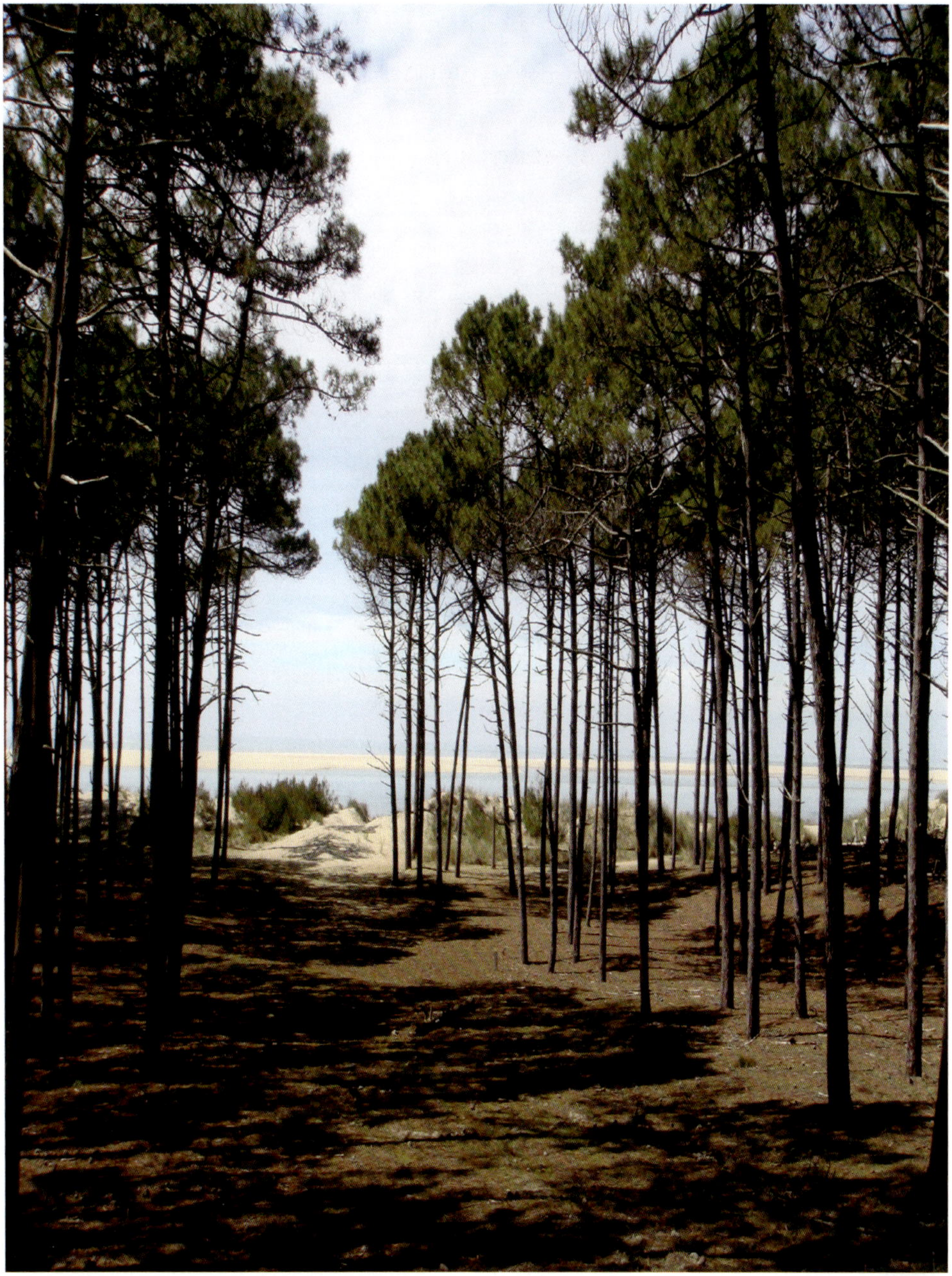

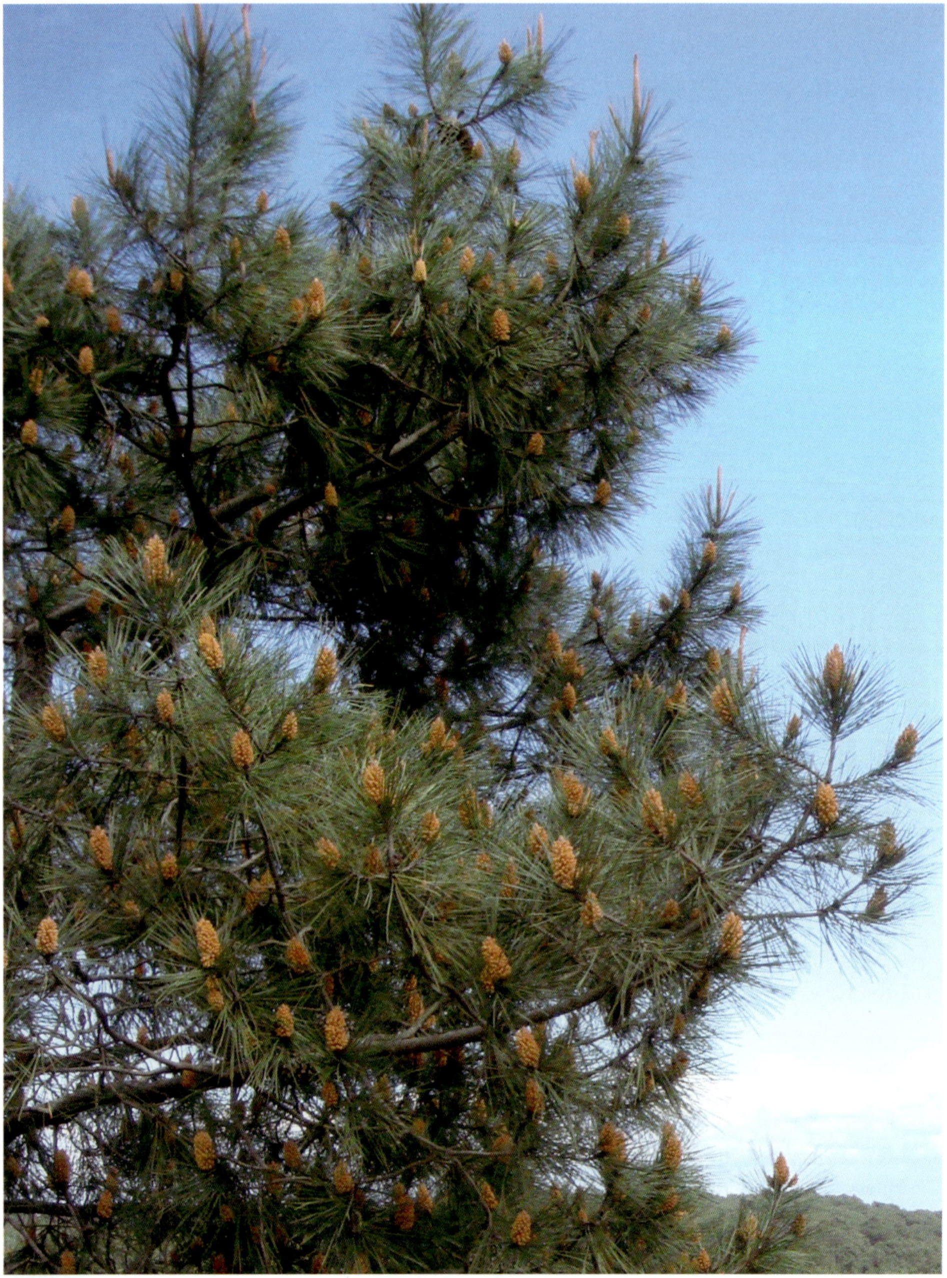

Kapitel vierzehn | Steigerung der sportlichen Leistungsfähigkeit

Bei körperlichen Anstrengungen steigt unser Energiebedarf sprunghaft an. Aus diesem Grund wird die Oxidation von Nährstoffen dramatisch erhöht. Beim Training laufen viele physiologische Systeme und biochemische Interaktionen ab. Am wichtigsten und am stärksten leistungsbegrenzend ist dabei das Zusammenspiel zwischen dem Herz-Lungen-System und der Skelettmuskulatur. Besonders offensichtlich wird das durch die Tatsache, dass wir beim Sport üblicherweise 10- bis 20-mal mehr Sauerstoff einatmen als im Ruhezustand.

Das Herz-Lungen-System passt den Sauerstoff- und Kohlendioxidtransport an den Bedarf des Muskelgewebes an. (siehe 1.) Der erhöhte Sauerstoffverbrauch beim Sport führt zu einer drastischen Erhöhung der Herzleistung, und das Blut wird verstärkt in die Muskulatur transportiert. Die Blutflusseigenschaften sind für die Sauerstoffversorgung der Muskulatur und den Abtransport von Kohlendioxid in die Lunge sowie für die Versorgung der Leber mit Milchsäure enorm wichtig. Nur die ausreichende Versorgung der Muskulatur mit Sauerstoff ermöglicht den aeroben Energiestoffwechsel und verhindert die anaerobe Ansammlung von Milchsäure. Die Blutflusseigenschaften sind also ein wichtiger Faktor für verlässliche Höchstleistungen der Muskulatur.

Da Pycnogenol® positive Auswirkungen auf die Durchblutung hat (siehe 1–4), kann die Einnahme von Pycnogenol® die körperliche Leistungsfähigkeit erhöhen. Eine bessere Blutversorgung durch einen besseren Blutkreislauf führt zur besseren Sauerstoffversorgung der Muskulatur. Dadurch können die Muskeln mehr leisten. Dieser Mechanismus wurde durch mehrere kontrollierte Studien belegt, die wir in diesem Kapitel erörtern wollen.

Höchstleistungen erfordern eine optimale Durchblutung

Stickstoffmonoxid (NO) ist der wichtigste Botenstoff, der die Weitung der Blutgefäße auslöst und so einen optimalen Blutfluss ermöglicht. NO trägt zur erhöhten Durchblutung der Organe bei körperlicher Anstrengung bei und ist ein wichtiger Faktor für die Koordination der Gefäßreaktion bei sportlicher Betätigung. Neuere klinische Studien weisen darauf hin, dass Training zur dauerhaften und systemischen Erhöhung der Fähigkeit beiträgt, Stickstoffmonoxid im Endothel zu produzieren. (siehe 1.) Wie wir in Kapitel zwei zur Herzgesundheit erörtert haben, stimuliert Pycnogenol® das Enzym „endotheliale Stickstoffmonoxid-Synthase" (eNOS). Das führt zur erhöhten Produktion von NO aus dem Vorgängermolekül L-Arginin. (siehe 2.)

Pycnogenol® reduziert trainingsbedingte Entzündungen und beschleunigt die Heilung

Zusätzlich zum erhöhten Sauerstoffverbrauch führt körperliche Bewegung auch zu Entzündungsprozessen. Beim intensiven Training entsteht eine leichte akute Entzündung, die zur Reparatur der Muskeln und für das Muskelwachstum notwendig ist.

Pycnogenol® beschleunigt nachweislich die Heilung von beschädigtem Gewebe. (siehe 3.) Daher sollte es besonders für Kontaktsportarten wie Football, Ringen, Rugby oder Eishockey von Vorteil sein.

Pycnogenol® reduziert Krämpfe und Muskelschmerzen

Jeder Sportler wird durch Krämpfe und schmerzende Muskulatur beeinträchtigt. Diese Beschwerden können sowohl während des Trainings aus auch Stunden später während der Erholungsphase auftreten. Die unzureichende Vorbereitung und Dehnung der Muskulatur ist eine wesentliche Ursache von Muskelkrämpfen. Auch die ausreichende Versorgung mit Flüssigkeit und den Elektrolyten Kalium und

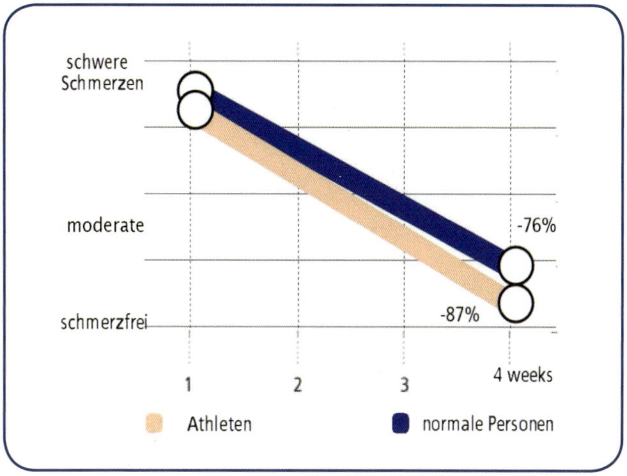

Abbildung 14.1: Pycnogenol® reduziert Muskelkrämpfe und -schmerzen. (Siehe 4.)

Magnesium ist ebenfalls von großer Bedeutung. Krämpfe und schmerzende Muskeln werden zunehmend als Ergebnis der unzureichenden Versorgung der arbeitenden Muskulatur mit Sauerstoff, Nährstoffen Flüssigkeit und Elektrolyten verstanden.

Pycnogenol® verbessert die Blutversorgung im Gewebe. Um herauszufinden, ob Pycnogenol® Krämpfe und Muskelschmerzen während und nach intensivem Training reduziert, wurde eine placebokontrollierte klinische Studie mit 66 gesunden Freizeitsportlern durchgeführt. (siehe 4.)

Im Rahmen dieser Studie wurde die Wirkung von Pycnogenol® bewertet, indem die Probanden täglich auftretende Krämpfe und Muskelschmerzen in Ruhe und beim Training aufzeichneten. Die Schmerzen wurden mithilfe einer visuellen Analogskala aufgezeichnet, die von „absolut keine Schmerzen“ (= 0) bis „maximale, unerträgliche Schmerzen“ (= 10) reichte. Die Ausgangswerte wurden in einer zweiwöchigen Phase vor der Behandlung festgestellt. Die Freiwilligen nahmen über vier Wochen entweder Pycnogenol® oder ein Placebo. Danach wurden die Schmerzen und Krämpfe erneut bewertet. Eine Woche, nachdem die Patienten die Nahrungsergänzung abgesetzt hatten, wurde die Wirkung auf die Muskulatur erneut bewertet, um festzustellen, ob die Wirkung von Pycnogenol® anhielt oder ob es zu einem

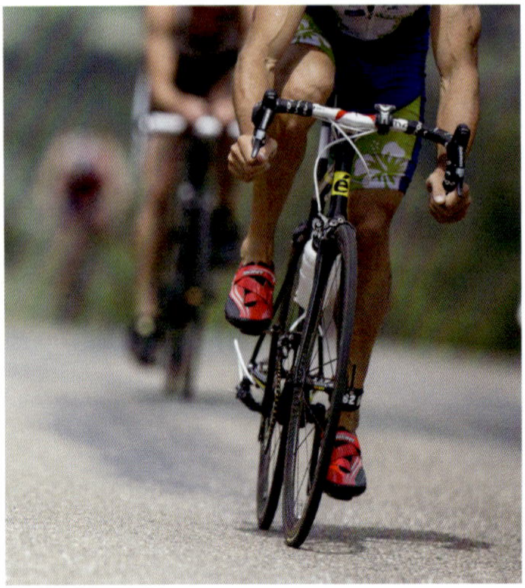

Rückfall kam. Die Probanden wurden angewiesen, mindestens 1,5 Liter Wasser pro Tag zu trinken, um auszuschließen, dass eventuelle Muskelkrämpfe aufgrund von unzureichender Flüssigkeitszufuhr auftraten.

Die Bewertung von Krämpfen und Schmerzen sank innerhalb der vierwöchigen Pycnogenol®-Therapie sowohl bei professionellen Sportlern als auch bei Freizeitsportlern auf 13 % bzw. 25 % der Ausgangswerte. Nach der einwöchigen Pycnogenol®-Pause wurde eine unerhebliche und statistisch nicht signifikante Erhöhung der Schmerzbewertung festgestellt.

Die Gruppe der gesunden Freizeitsportler hatte weniger Muskelkrämpfe beim Training und in der Erholungsphase: der Anfangswert von 4,8 Krämpfen pro Woche wurde nach vier Wochen mit Pycnogenol® auf 1,3 Krämpfe reduziert.

Die professionellen Sportler hatten zu Beginn der Studie mit 8,6 Krämpfen pro Woche deutlich mehr Krämpfe. Mit Pycnogenol® hatten diese durchschnittlich nur noch 2,4 Krämpfe pro Woche. Nach dem Absetzen von Pycnogenol® über eine Woche kamen die Krämpfe in keiner der Gruppen wieder häufiger vor. Dies legt nahe, dass die Wirkung von Pycnogenol® anhielt.

Das Fazit der Forscher lautete: „Pycnogenol® reduziert wirksam Schmerzen und Krämpfe beim Training. Dies trägt zur erhöhten Effektivität der Trainingsprogramme normaler Probanden und professioneller Sportler bei."

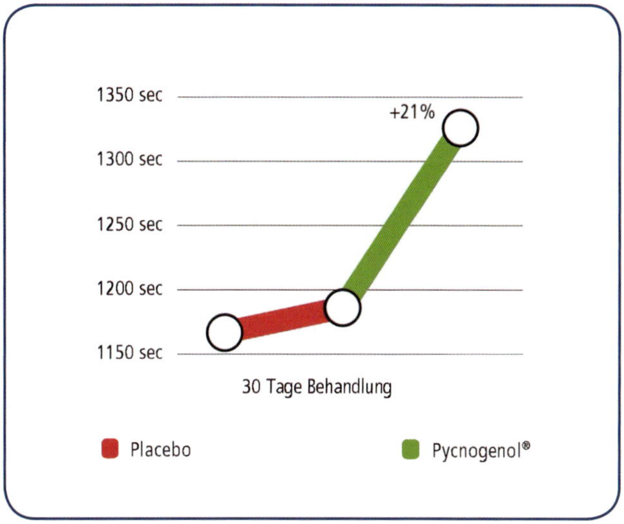

Abbildung 14.2: Pycnogenol® verbessert die Ausdauer auf einem Laufband.

Pycnogenol® hilft, die körperliche Fitness zu verbessern

Im italienischen Pescara wurde eine Studie eingeleitet, um zu klären, ob die körperliche Fitness sich nach der Einnahme von Pycnogenol® verbessert. (siehe 5.) Pycnogenol® ist ein natürlicher Extrakt, der keine anabol-androgenen Steroide oder Stimulantien enthält. Dies wurde vom Zentrum für präventive Dopingforschung der Deutschen Sporthochschule Köln bestätigt.

Im ersten Teil der Studie erhielten 74 gesunde, sportliche Probanden 100 mg Pycnogenol® pro Tag, während sie gleichzeitig an einem Trainingsprogramm teilnahmen. Im Rahmen der achtwöchigen Studie absolvierten die Probanden fünfmal pro Woche den Test zur körperlichen Fitness der US-Armee. Dieser Fitnesstest besteht aus einem Zweimeilenlauf (Rund 3,2 km), Liegestützen und Situps. (siehe 6.)

Die Kontrollgruppe bestand aus 73 Probanden, deren Geschlechts- und Altersverteilung mit der anderen Gruppe vergleichbar war. Sie absolvierte dasselbe Trainingsprogramm.

Nach Abschluss des achtwöchigen Trainings hatte sich die körperliche Fitness aller Teilnehmer deutlich erhöht. Die Pycnogenol®-Gruppe erreichte jedoch in jedem Test und für beide Geschlechter deutlich bessere Ergebnisse als die Kontrollgruppe.

Am Anfang und am Ende der Studie wurden alle Teilnehmer auf Anzeichen von oxidativem Stress im Blut getestet. Der oxidative Stress nach dem Training sank in der Pycnogenol®-Gruppe trotz des intensiven Trainings deutlich. Im Gegensatz dazu war bei den Teilnehmern der Kontrollgruppe eine klare Erhöhung des oxidativen Stresses zu erkennen. In Tabelle 14.1 sind die entsprechenden Daten dieser Studie zu finden.

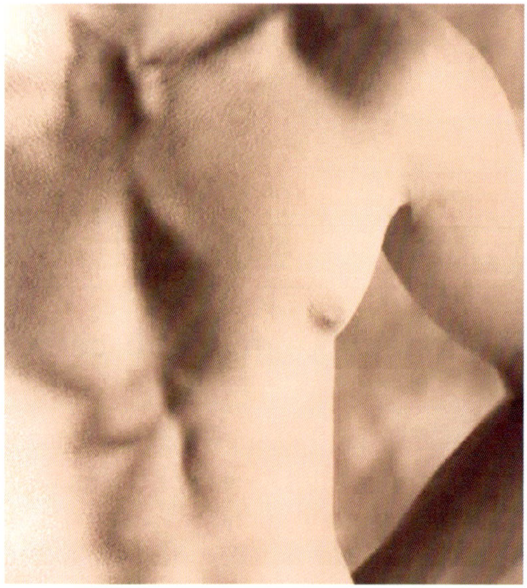

Zweite Studie

Der zweite Teil dieser Studie bestand aus einem vierwöchigen Trainingsprogramm für die Sprintdistanz im Triathlon: 750 m Schwimmen im offenen Meer, 12 Meilen (rund 19,3 km) Radfahren und einem 5 km-Lauf.

Im Rahmen der Studie erhielten 32 männliche Sportler täglich 150 mg Pycnogenol®, während 22 männliche Athleten in der Kontrollgruppe keine Nahrungsergänzung erhielten.

Auch bei diesem Test wurden die Trainingserfolge beider Gruppen für alle Disziplinen aufgezeichnet. In Tabelle 14.2 sind die Ergebnisse dieser Studie zu finden.

Wie in der Tabelle zu sehen ist, bietet Pycnogenol® einen eindeutigen Vorteil. Dieser wird besonders anhand der Gesamtzeit vom Start bis zum Ziel deutlich. Die Ath-

Tabelle 14.1: Ergebnisse des Fitnesstests der US-Armee.

Test	Frauen		Männer	
	Anfangswert	8 Wochen	Anfangswert	8 Wochen
2 Meilen (3,2 km)				
Pycnogenol®	18 min	16 min	16 min	14 min
Kontrollgruppe	17 min	17 min	16 min	15 min
Liegestütze				
Pycnogenol®	31,2	39	56	69
Kontrollgruppe	31	34,1	58,2	62,2
Situps				
Pycnogenol®	61,2	67	63,2	73,2
Kontrollgruppe	61,2	64,2	63,2	67,3
Oxidativer Stress 1.1.1 Carr-Einheiten				
Pycnogenol®	339,4	311,3	335,3	318,2
Kontrollgruppe	332,3	356,2	310	344,4
*Normalwerte: Männer < 330 Carr-Einheiten; Frauen > 335 Carr-Einheiten				

leten, die Pycnogenol® einnahmen, konnten den Triathlon durchschnittlich 10 Minuten schneller und 6 Minuten vor der Placebo-Gruppe abschließen. (Tabelle 14.2)

Vor dem Rennen, an verschiedenen Punkten während und am Ende des Triathlons wurden die freien Radikalen im Blutplasma ermittelt.

Im Vergleich zu den Werten zu Beginn der Studie war die Konzentration der freien Radikalen im Plasma der Pycnogenol®-Gruppe nach den vier Wochen gesunken, während sich die Werte in der Kontrollgruppe erhöht hatten.

Die Messungen der Blutwerte an verschiedenen Punkten während des Triathlons wiesen bei der Kontrollgruppe einen deutlichen Anstieg der freien Radikale im

Tabelle 14.2: Details zu den Triathlon-Probanden (32 männliche Athleten, Durchschnittsalter 37,9).

		Anfangswert	4 Wochen	Verbesserung Zeit (Minuten)
Schwimmen	Pycnogenol®	13,28	12,14	
	Kontrollgruppe	13,6	12,8	
Rad fahren	Pycnogenol®	39,21	35,07	
	Kontrollgruppe	38,9	37,9	
Laufen	Pycnogenol®	25,04	22,31	
	Kontrollgruppe	26,1	24,1	
+ 2 Übergangszeiten	Pycnogenol®	22,31	20,02	
	Kontrollgruppe	22,5	21,5	
SUMME	Pycnogenol®	100,24	89,44	10,48 min
	Kontrollgruppe	101,1	96,5	4,36 min
Untersch. zwischen den Gruppen				6,2 min
Werte in Minuten; P = Pycnogenol®; K = Kontrollgruppe				

Plasma nach, während der in der Pycnogenol®-Gruppe nur ein moderater Anstieg zu verzeichnen war. (Tabelle 14.1)

Insgesamt weisen die Erfahrungen der klinischen Studien darauf hin, dass Pycnogenol® die Muskulatur wirksam vor Schäden beim Sport schützen kann – besonders vor übermäßigem oxidativem Stress. Es beschleunigt den Wiederherstellungsprozess und ermöglicht so ein effizienteres Training. Die hier erwähnten Studien belegen, dass Pycnogenol® ein wirksames Nahrungsergänzungsmittel ist, um die sportliche Leistung zu optimieren, ohne auf sogenannte leistungssteigernde Medikamente zurückzugreifen, die in vielen professionellen Sportarten verboten sind.

Quellenverzeichnis zu Kapitel vierzehn

1. Green DJ, Maiorana A, O'Driscoll G, Taylor R. Effect of exercise training on endothelium-derived nitric oxide function in humans. J Physiol 561: 1–25, 2004

2. Fitzpatrick DF, Bing B, Rohdewald P. Endothelium-dependent vascular effects of Pycnogenol®. J Cardiovasc Pharmacol 32: 509–515, 1998

3. Belcaro G, Cesarone MR, Errichi BM, et al. Venous Ulcers: Microcirculatory Improvement and Faster Healing with Local Use of Pycnogenol®. Angiology 56: 699–705, 2005

4. Vinciguerra G, Belcaro G, Cesarone MR, et al. Cramps and muscular pain: prevention with Pycnogenol® in normal subjects, venous patients, athletes, claudicants and in diabetic microangiopathy. Angiology 57: 331–339, 2006

5. Vinciguerra G, Belcaro G, Bonanni MR, et al. Evaluation of the effects of supplementation with Pycnogenol® on fitness in normal subjects with the Army Physical Fitness Test and in performances of athletes in the 100-minute triathlon. J Sports Med Phys Fitness 53: 644–654, 2013

6. O'Connor JS, Bahrke MS, Tetu RG. 1988 Active Army Physical Fitness Survey. Mil Med 155: 579–585, 1990

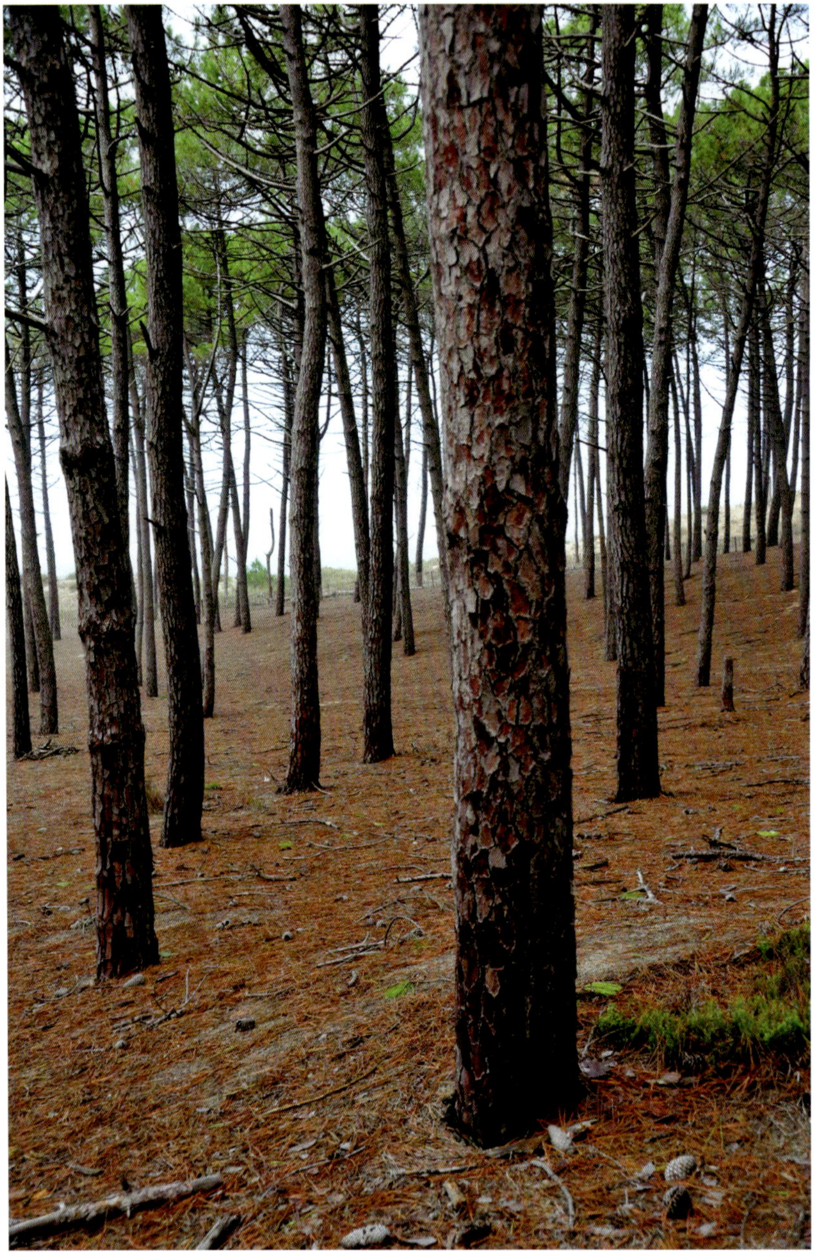

Kapitel fünfzehn | Verabreichung von Pycnogenol® als Nahrungsergänzung

Wir haben nun viele gesundheitliche Vorteile diskutiert, die das Nahrungsergänzungsmittel Pycnogenol® bietet. Es gibt jedoch noch weitere Gesundheitsnutzen, wie zum Beispiel die Zahngesundheit, die wir noch nennen könnten. Da Sie aber sicher schon verstanden haben, was wir sagen möchten, verzichten wir auf weitere Ausführungen und fassen nur einfach zusammen: Pycnogenol® fördert die Gesundheit! Hier möchten wir nun erörtern, wie Pycnogenol® für die verschiedenen Zwecke am besten eingesetzt werden sollte. Pycnogenol® kann einzeln als Nahrungsergänzungsmittel oder noch besser in Kombination mit anderen Nahrungsergänzungsmitteln verwendet werden. Einige Kombinationen sind synergistisch. Sie bieten in Kombination mehr Vorteile als die einzelnen Nährstoffe für sich.

Kombination von Pycnogenol® mit anderen Nährstoffen

Pycnogenol® ist ein Teamplayer, das gut mit Vitaminen zusammenwirkt. Es gibt unzählige Kombinationen aus Pycnogenol® und verschiedenen Vitaminen. Im Vergleich mit Pycnogenol® sind Vitamine allerdings weniger wirksame Antioxidantien. Sie sind instabil und oxidieren leicht an der Luft. Wenn sie oxidiert sind, können sie kein weiteres freies Radikal binden; Pycnogenol® hat diese Fähigkeit.

Doch natürlich braucht unser Körper Vitamine. Es ist daher sehr wertvoll, dass Pycnogenol® die Vitamine schützt und mit vielen Vitaminen synergistische Wirkungen entfaltet.

Pycnogenol® schützt die Vitamine C und E

Vitamin C, oder Askorbinsäure, wird zum Beispiel sehr schnell in Dehydroaskorbinsäure umgewandelt, die nicht mehr als Vitamin wirken kann. Wissenschaftler an der University of California, Berkeley, haben herausgefunden, dass das stärkere Antioxidans Pycnogenol® Vitamin C wieder aufbereiten kann und so dessen „Lebensdauer“ verlängert. (siehe 1.) Pycnogenol® schützt auf dieselbe Art auch Vitamin E vor der Oxidation in den Zellen. (siehe 2.) Slowakische Forscher fanden heraus, dass Pycnogenol® im Zusammenspiel mit Vitamin C und Trolox, einem Vitamin E-Derivat, synergistisch die Oxidation von Plasmaproteinen hemmt. (siehe 3.)

Synergetische Wirkung mit dem vitaminähnlichen Coenzym Q10

Japanische Forscher testeten die antioxidative Wirkung von Pycnogenol® und dem Coenzym Q10 (CoQ10). (siehe 4.) Die Lipide wurden besser vor der Peroxidation geschützt, wenn beide Wirkstoffe gemeinsam wirkten. Die Kombination aus dem wasserlöslichen Pycnogenol® und dem lipophilen CoQ10 ist eine wirksame Kombination zum Schutz der empfindlichen Zellmembranen.

Im Rahmen einer klinischen Studie wurde Patienten mit einem leichten Herzfehler eine Kombination aus Pycnogenol® und CoQ10 oder ein Placebo verabreicht. Die Patienten nahmen außerdem weiter die verschreibungspflichtigen Medikamente ein. (siehe 5.)

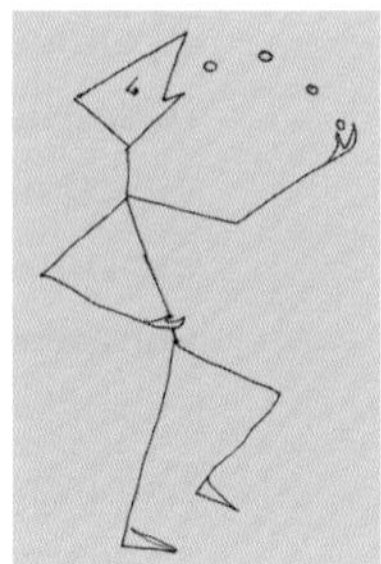

Im Vergleich zur Kontrollgruppe, die zusätzlich zu den üblichen Medikamenten ein Placebo einnahm, konnten Patienten, die 105 mg Pycnogenol® und 350 mg CoQ10 einnahmen die 3,3-fache Distanz auf einem Laufband gehen, und ihr Lebensqualitäts-Index änderte sich von „Patienten sind behindert und benötigen qualifizierte medizinische Hilfe“ zu „benötigten häufig Unterstützung und medizinische Hilfe“. In der Kontrollgruppe gab es keine so großen Fortschritte.

Die Ejektionsfraktion des Herzens, ein Maßstab für die Pumpfunktion des Herzens, erhöhte sich durch die Gabe von Pycnogenol® und CoQ10 deutlich um 22 %. Herzfrequenz und Blutdruck sanken bei diesen Patienten. (siehe 5.) Ein Vergleich der Wirkung der Einzelkomponenten Pycnogenol® und CoQ10 konnte nicht durchgeführt werden, sodass wir nicht wissen, ob diese guten Ergebnisse wirklich auf der synergistischen Wirkung der Kombination aus Pycnogenol® und CoQ10 beruhen.

Synergien mit Lutein, einer mit Vitamin A verwandten Substanz

Die Lipide in den Zellen der Retina oxidieren sehr schnell. Sie werden im Auge durch einige Antioxidantien geschützt. Japanische Forscher setzten Zellen aus der Retina oxidativem Stress aus. Dies führte zur Peroxidation der Lipide in diesen Zellen. (siehe 6.) Die Zugabe von Lutein zeigte nur eine geringe Wirkung, während Pycnogenol® die Peroxidation deutlich hemmte. Erstaunlicherweise führte die Kombination aus Lutein und Pycnogenol® zu einer wesentlich höheren Wirkung als aus den Ergebnissen der Einzelstoffe zu erwarten war. Wie auch im vorangegangenen Beispiel mit Pycnogenol® und CoQ10 erhöht die gemeinsame Wirkung einer lipophilen (Lutein) und einer hydrophilen Komponente (Pycnogenol®) die antioxidative Wirkung enorm.

Optimale Dosierung von Pycnogenol®

Wie für jeden Nährstoff gilt auch für Pycnogenol®: verschiedene Menschen brauchen verschiedene Dosen, um das optimale Ergebnis zu erreichen. Gesunde Jugendliche brauchen geringere Dosen als schwerkranke Menschen. Die folgenden Informationen sollen Ihnen helfen, zu entscheiden, was die optimale Pycnogenol®-Dosis für Ihre Bedürfnisse ist.

Die folgenden Pycnogenol®-Dosen wurden im Rahmen von wissenschaftlichen Studien verwendet und untersucht:

Bei klinischen Studien wurden tägliche Dosen von 50 mg bis 300 mg Pycnogenol® verwendet. Im Allgemeinen sind bei akuten Problemen wie Hämorrhoiden oder bei Allergenbelastungen Dosen zwischen 200 und 300 mg notwendig. Zur Prävention

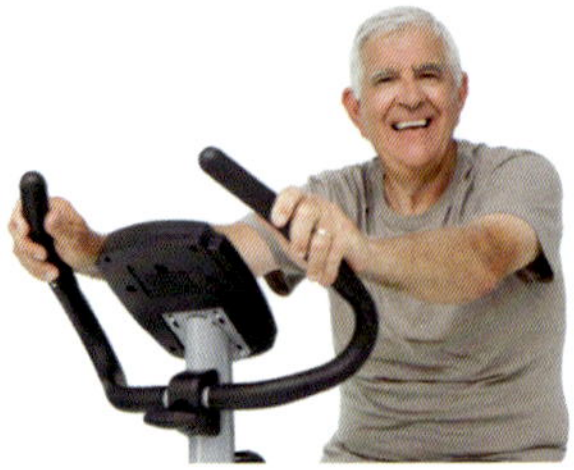

und Regulierung leichter Symptome sind Dosen von 1 mg/kg Körpergewicht zu empfehlen.

Klinische Ergebnisse japanischer Studien haben ergeben, dass 60 mg Pycnogenol® pro Tag bei Japanern bereits wirksam waren. Dies ist höchstwahrscheinlich auf das allgemein geringere Körpergewicht von Japanern zurückzuführen.

Wenn Sie an schweren Symptomen wie Wechseljahresschmerzen, Gelenkschmerzen, Depression, Asthma oder ADHS leiden, können Sie anfangs eine höhere Dosis Pycnogenol® verwenden.å Nachdem die Symptome gelindert wurden, können Sie dann die Pycnogenol®-Dosis reduzieren. Sie könnten zum Beispiel mit 200 mg Pycnogenol® pro Tag beginnen, um die Symptome schnellstmöglich unter Kontrolle zu bringen. Nachdem die Symptome gelindert wurden, könnten Sie dann die Dosis reduzieren.

Sicherheit von Pycnogenol®

Die Sicherheit von Pycnogenol® wurde ausführlich untersucht. In den USA gilt Pycnogenol® als „allgemein sicher“ (GRAS, Generally Recognized As Safe). Die einmalige Überdosierung von Pycnogenol® ist übrigens kein großes Problem und nicht gefährlich. Einzeldosen von 3 bis 5,4 Gramm wurden ohne Probleme vertragen. Die dauerhafte Einnahme von 300 mg Pycnogenol® oder mehr kann jedoch den Blutdruck und/oder den Blutzucker zu weit senken, sodass die Kontrolle des Blutzuckerwertes und des Blutdrucks notwendig ist.

Die rund 8.200 Probanden, die an den verschiedenen klinischen Studien teilgenommen haben, haben keinerlei starke Nebenwirkungen gemeldet. Bei den meisten Studien gab es überhaupt keine Beschwerden der Teilnehmer über Nebenwirkungen von Pycnogenol®. In seltenen Fällen traten leichte Nebenwirkungen wie Kopfschmerzen, Magenbeschwerden, Schwindel und Übelkeit auf. Falls Magenbe-

Tabelle 15.1: Beispiele für die optimale Dosierung.

Erkrankung/Bedingung	Dosis Pycnogenol/ Tag	Dosierung
Allergien/Heuschnupfen	100mg	50 mg zweimal täglich
Asthma bei Kindern	2 mg/kg Körpergewicht	gegeben in zwei geteilten Dosen
Netzhauterkrankungen, inklusive diabetische	150 mg	50 mg dreimal täglich
Milder Bluthochdruck	200 mg	100 mg zweimal täglich
Erhöhung der Leistungsfähigkeit bei Athleten	200 mg	100 mg zweimal täglich

schwerden auftreten, sollte Pycnogenol® während oder nach einer Mahlzeit eingenommen werden.

Obwohl Pycnogenol® in den letzten 40 Jahren weltweit millionenfach eingenommen wurde, wurden bisher keine schweren Nebenwirkungen von Verbrauchern gemeldet.

Pycnogenol® ist also ein sehr sicheres Nahrungsergänzungsmittel, das seit langem weltweit verwendet wird.

Wäre noch die Frage nach der langfristigen Einnahme von Pycnogenol®: Auch in klinischen Studien, bei denen über bis zu sechs Monate Pycnogenol® genommen wurde, traten keine Nebenwirkungen auf.

Zusammenfassung

Pycnogenol® ist kein Arzneimittel. Pycnogenol® ist ein sicheres Nahrungsergänzungsmittel, das bei bestimmten Gesundheitsproblemen positive Wirkungen zeigt. Die Wirkungen sind jedoch weniger stark und sie treten nicht so schnell ein wie bei

Arzneimitteln. Pycnogenol® hilft aauf natürliche und sichere Weise, die Symptome einiger Erkrankungen unter Kontrolle zu halten, kann aber in schweren Fällen nicht die Medikamente ersetzen. Es kann zum Beispiel keinen akuten Asthmaanfall stoppen, kann sehr hohen Blutdruck nicht senken und kann bei akuten Entzündungen auch nicht sofort die Schmerzen lindern.

Eine Funktion von Pycnogenol® besteht darin, Ihrem Körper bei leichten oder mittleren Beschwerden zu helfen wieder ins Gleichgewicht zu kommen. Die wichtigste Aufgabe von Pycnogenol® besteht jedoch darin, das Gleichgewicht zwischen Körper und Seele zu bewahren. Durch die tägliche Einnahme von Pycnogenol® bleiben Sie in Form: Sie sehen besser aus, fühlen sich besser und leben gesünder.

Wir hoffen, dass dieses Buch Ihnen die Informationen zur Verfügung stellt, die Sie benötigen, um wissenschaftlich fundierte Entscheidungen zu Pycnogenol® und Ihrer Gesundheit zu treffen. Wir haben unsere Erfahrung mit Pycnogenol® mit Ihnen geteilt und Ihnen die Daten und Studien zur Verfügung gestellt, damit sie Ihre eigenen, unabhängigen Schlüsse ziehen können.

Wir wünschen Ihnen alles Gute für Ihre Gesundheit – leben Sie länger gesund!

Quellenverzeichnis zu Kapitel fünfzehn

1. Cossins E, Lee R, Packer L. ESR studies of vitamin C regeneration, order of reactivity of natural source phytochemical preparations. Biochem Mol Biol Int 45: 583–597, 1998

2. Virgili F, Kim D, Packer L. Procyanidins extracted from pine bark protect α-tocopherol in ECV 304 endothelial cells challenged by activated RAW 264.7 macrophages: role of nitric oxide peroxynitrite. FEBS Lett 431: 315–318, 1998

3. Sivonova M, Zitnanova I, Horakova L, et al. The combined effect of Pycnogenol® with ascorbic acid and Trolox on the oxidation of lipids and proteins. Gen Physiol Biophys 25: 379–396, 2006

4. Chida M, Suzuki K, Nakanishi-Ueda T, et al. In vitro testing of antioxidants and biochemical end-points in bovine retinal tissue. Ophtalmic Res 31: 407–415, 1999

5. Belcaro G, Cesarone MR, Dugall M, et al. Investigation of Pycnogenol® in combination with coenzyme Q10 in heart failure patients (NYHA II/III). Panminerva Med 52: 21–25, 2010

6. Nakanishi-Ueda T, Kamegawa M, Ishigaki S, et al. Inhibitory effect of Lutein and Pycnogenol® on lipid peroxidation in porcine retinal homogenate. J Clin Biochem Nutr 38: 204–210, 2006

INDEX